中华文化与中医学丛书

赵朴初题

总主编 陈可冀

象数与中医学

拾

邹学熹 编著

中国中医药出版社
·北京·

图书在版编目（CIP）数据

象数与中医学 / 邹学熹编著 .—北京：中国中医药出版社，2017.5（2023.8重印）
（中华文化与中医学丛书）
ISBN 978-7-5132-4118-2

Ⅰ . ①象…　Ⅱ . ①邹…　Ⅲ . ①中国医学学—研究 ②象数之学—研究　Ⅳ . ① R2　② B2

中国版本图书馆 CIP 数据核字（2017）第 065327 号

中国中医药出版社出版
北京经济技术开发区科创十三街31号院二区8号楼
邮政编码　100176
传真　010 64405721
印刷　保定市西城胶印有限公司
各地新华书店经销

开本 880×1230　1/32　印张 6.5　字数 185 千字
2017 年 5 月第 1 版　2023 年 8 月第 4 次印刷
书号　ISBN 978 – 7 – 5132 – 4118 – 2

定价　49.00 元
网址　www.cptcm.com

如有印装质量问题请与本社出版部调换（010-64405510）

服务热线　010 64405510
购书热线　010 89535836
微信服务号　zgzyycbs

微商城网址　https：//kdt.im/LIdUGr
官方微博　http：//e.weibo.com/cptcm
天猫旗舰店网址　https：//zgzyycbs.tmall.com

总主编简介 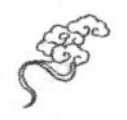

陈可冀（1930—），中国科学院院士，国医大师，教授，第七、八、九届全国政协委员。曾受聘任世界卫生组织传统医学顾问（1978—2009）。现任中国中医科学院首席研究员及终身研究员，国家卫生计生委科技创新战略顾问，中央保健委员会专家顾问委员会成员，国家中医药管理局专家咨询委员会委员，世界中医药学会联合会高级专家顾问委员会主席，中国科学技术协会荣誉委员，国家心血管病中心专家委员会资深委员，国家神经系统疾病临床医学研究中心专家委员会委员，北京大学衰老研究中心学术委员会主任委员，中国中西医结合学会名誉会长。为中国文化书院导师，中国非物质文化遗产传统医药项目代表性传承人。在心血管病医疗研究、老年医学及清代宫廷原始医药档案研究等方面做出了系列贡献，先后获爱因斯坦世界科学奖、立夫中医药学术奖、国家科技进步奖一等奖等奖项。

《中华文化与中医学丛书》编委会

《中华文化与中医学丛书》总序

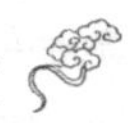

中医学与天文学、算学和农学，是中国先人独自创造的科学技术体系中的四大核心学科（卢嘉锡，路甬祥《中国古代科学史纲·序》），但作为一门与生命、健康相关的自然学科，又有极深厚的文化底蕴。

“文”字原指笔画或色彩交杂（《说文解字注·文部》），后指事物之间的错综关系，所谓“物相杂，故曰文”（《周易·系辞上》）。《周易·贲（bì）卦》有“观乎天文，以察时变；观乎人文，以化成天下”之论，此处的人文与天文相对，指诗书礼乐等技艺及修养。圣人通过观察天象能了解四季时序的变化，通过礼仪规范教育以感化民众的手段治理天下。可见“文化”在古汉语中曾是“人文化成”一语的缩写。作为名词，“文化”二字连用最早见于西汉经学家刘向（约前77—前6）的《说苑·指武》：“圣人之治天下也，先文德而后武力。凡武之兴，为不服也；文化不改，然后加诛。”此时的“文化”，有“文治加教化”之意。现代所谓的“文化”，内容较宽泛，指人类从原始进化到文明所取得的科学、艺术、宗教、道德、法律、风俗、习惯等诸多方面的成就，当是人类社会历史发展过程中所创造的全部物质财富和精神财富的总和。本丛书所指的中华文化既包括传统概念，也涵盖现代意蕴。

中医学是一门临床实践性极强的学科，它既源于历代的医疗实践，也和数千年中华文化血脉相连。古人有“上医医国”（《国语·晋语》）和“不为宰相，则为良医”（《宋史·崔与之传》）之说。在浩如烟海的文史典籍中，包含了大量的中医药文明成果；在卷帙浩繁的中医药文献中，蕴藏了丰厚的中华文化精髓。如《周易·乾卦》中的“天行健，君子以自强不息”和《周易·既济·象》中的“君子以思患而豫防之”等，在中医药学中则体现了生命观——积极主动、防范未然。《道德经》第二十五章中的“人法地，地法天，天法道，道法自然”，在中医药学中体现为自然观——天人相应、顺势而为。《孟子·公孙丑上》中的“夫志，气之帅也；气，体之充也……善养吾浩然之气”，在中医药学中体现为正气观——立命修身、调养正气。《礼记·中庸》中的“博学之，审问之，慎思之，明辨之，笃行之”，在中医药学中体现为治学观——博学审问、慎思笃行。“胸次岂无医国策，囊中幸有活人方”（陆游《小疾偶书》）及“万金不换囊中术，上医元自能医国”（辛弃疾《菩萨蛮·赠张医道服为别，且令馈河豚》）的著名诗句，表达了儒医相通的人生观——精忠报国、利济众生。另如贾谊《新书·胎教》之论孕期卫生,《礼记·月令》及《汉书·王莽传》关于尸解之阐述,《左传·僖公二十三年》“男女同姓（指同族婚配），其生不蕃”之谈优生,《逸周书·王会解》及《汉书·平帝纪》关于医疗设施之草创,《诗经》及《山海经》关于本草药石之认识，均可印证中华传统文化与中医学问之种种关联。当然，中医学吸取了传统文化中的基因但并非全盘接受，而是有所扬弃和发挥，前者如对割股疗亲的批析，后者如医家五行生克理论中的补（肾）火生（脾）土的应用。类似的生动实例还可列举出很多。

1992 年，陈可冀教授主编了国内外首套《中华文化与中医学丛书》，对从儒学、道学、佛学、甲骨文、周易、文物考古、兵学、古典文学、民俗学、饮食医养和象数等文化视角来诠释和探讨中医药的理论与实践之奥秘，做出了积极的尝试，在学术界和社会上产生了积极影响，得到汤一介先生等的赞赏，成为在这一方面研究的系列著作。时隔 20 余年，回首再看这套丛书，感觉仍有其学术价值和现实意义。为此，我们萌生了将本套丛书修订后再版的愿望。几经周折，在中国中医药出版社的大力支持下，此愿望终于得以实现。

此次修订包括两个方面，一是对已出版的 11 个分册在内容上加以增订或改写，由于部分原作者已过世、老迈和生病等诸种原因无法承担修订工作，因此增邀了部分作者；二是将原丛书扩充至 15 个分册，增加了敦煌文化、古典艺术、典籍文化、武术等 4 个方面的论述，基本囊括了中华文化的各个方面。我们希望通过从不同角度探隐溯源中华文化与中医药学之间的联系，力争在整理中发展，在继承中创新。希望通过这套丛书的出版，能够让大家更深刻地理解中华文化与中医药学的内在关系，较全面地认识中华文化对中医药学发展的重大影响。

新修订的《中华文化与中医学丛书》共分为《儒家文化与中医学》《道家文化与中医学》《佛学与中医学》《甲骨文化与中医学》《周易文化与中医学》《文物考古与中医学》《民俗文化与中医学》《饮食文化与中医学》《古典文学与中医学》《象数与中医学》《兵学与中医学》《敦煌文化与中医学》《古典艺术与中医学》《典籍文化与中医学》《武术与中医学》等 15 个分册。本套丛书既独立成册，又相互包容，在各自表达中医药与中华文化的一个方向或主题的基础上，通过中华文化这条主线，将各分册中的主题思想有机地联系在一起。如《易经》虽独具体系，但与儒学、道学和象数的关系也很密切。又如甲骨文、敦煌文化虽独立成书，但也与文物、典籍等有较大的关联性。

当年，为使本丛书臻于完善，特请著名社会学家费孝通教授、著名宗教学家赵朴初教授、著名中国文化学家汤一介教授及著名中医学家董建华、裘沛然、耿鉴庭、邓铁涛和俞长荣教授俯任顾问，赵朴初先生还特为本丛书题写了书名。此次修订和增补过程中，也较广泛征求了多位名家意见，以期不断提升书稿的编写质量。

大国之兴，文化先行，国家强则中医药学盛。我们衷心希望，通过本套丛书的续编和再版，能够起到推陈致新和继往开来的作用，对开创中华文化与中医学研究的新局面发挥积极的作用。是以为序。

陈可冀　李良松　林　殷

2017 年 3 月 6 日于北京

前　言

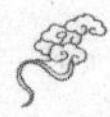

如果中国文明只能用两个字来概括的话，当首推“象”和“数”。何谓“象”？象是指事物的内在规律和特征在主观上的认识与客观上的反映。何谓“数”？数是指宇宙万物都可以用数字、数理和数性的属性来表达。从文字上来看，象数似乎比较简单，但实际上，象数包含了精深的哲学思想、厚重的文化要素和玄奥的宇宙法则。

早在1993年11月，我与福建科技出版社尤廉编审共同参加了在中国香港举办的“中国文化与中国医学国际会议”，在会上有幸认识了成都中医学院（今成都中医药大学）邹学熹教授，尤廉编审约请邹老主持《象数与中医学》一书，由于是陈可冀院士主编的系列丛书之一，邹老非常愉快地承接了这项任务。因本书写作的难度较大，邹老举全家之力参与了本书的编纂工作，其妻戴斯玉女士、其子邹成永先生均全力参与其中。经过半年的紧张努力，终于成就书稿，并得以顺利出版。

时光如斯，物换星移，转眼间20多年过去了。2014年春天，在陈可冀院士的主持下，《中华文化与中医学丛书》的修订工作重新提到了议事日程。在陈可冀院士的全力支持下，我与该丛书中10部书的原作者取得了联系，并获得了他们的大力支持。但由于当时邹学熹教授已卧病在床，所以我们求助于邹教授的儿子、弟子，在得到其授权之后，我们将本书提交给中国中医药出版社进行重新编辑、加工和整理，并按照新的体例要求重新出版。

邹学熹教授指出：易乃谈象数之书，所以易学的历史，也就是象数起源和发展的历史。因易学的规律和方法是“放之宇宙而皆准”的规律和方法，所以，古人在“推天道以明人事”的思想指导下，便把易学原理引入了中医学，实际上从《黄帝内经》开始就医易相通了。可以说，医易相通的过程，也就是将象数引入中医学的过程。《周易·系辞传》说："圣人立象以尽意，设卦以尽情伪，系辞焉以尽其言，变而通之以尽利。"即言易学是用"象"来表达它的"意"的，也就是用一个形象的比喻来说明一个深刻的道理。而且还要"极变通之数以尽利"，也就是要用数理、数性来检验"象"所表达的"意"的准确性，象、数二者是相互关联的，所以古人提出要"以象定数，以数证象"。自《黄帝内经》开始，中医就源源本本地将《易经》象数融入了它的理论中，落实到了临床上，因为医学是一门治病救人的学术，来不得半点夸张和虚假。《素问·上古天真论》说："上古之人，其知道者，法于阴阳，和于术数。"法于阴阳，就是怎样取象的问题；和于术数，就是如何运数的问题。但象数在历史发展过程中，派别繁多，至今尚无定论，仁者见仁，智者见智，莫衷一是。本书不拟陷入学派纷争的旋涡中，因此只从象数与中医学相结合的角度，为象数下一比较确切的定义。我们认为，研究学术不应该有偏见，但不可以无定见。

自医易相通以来，象数就与中医学融为一体，综观古今，上至岐黄之问答，下至历代医家之论述，字里行间，莫不渗透着象数的内容，但却无象数与中医学相结合的专著留存于世，资料皆分散零落，难以搜集，即使搜集到的内容也十分驳杂，要写成书，要作大量的沙里淘金的工作。我们希望通过本书的出版，冀以起到抛砖引玉的作用。

在本书编辑出版过程中，邹学熹教授永远离开了我们。先哲已逝，风范长存。悱发所思，期待本书成为探讨象数与中医学相结合的耀眼之作。

李良松谨识

2017 年 3 月于北京

目 录

引　言

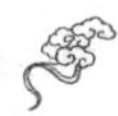

象数这门放射着神秘幽光的学问，在中华民族的科学史上有着重要的地位和深远的影响，可以说它走过了五千年以上曲折而复杂的道路。但从象数的起源和发展看，其一开始就与各门科技结下了不解之缘，成为研究它们的方法和手段。科技界虽用它作为研究问题的金钥匙，但巫术也用它来作为占筮的工具，由于概念混淆，常常使科学工作者眼花缭乱，无所适从。后世更有一些人囿于“象数就是占筮”的说法，遂使科技界的广大学者望而却步，以致不敢问津了。撰写本书的目的，主要是想弄清象数的科学内容及其与中医学的密切关系，从另一个角度加深对中医基本理论的探讨并指导中医临床实践，不涉及象数方面的学派之争，希广大读者鉴谅！

在原始社会里，人们以图画书写，以结绳、垒石记事，这就是象数的起源。进入渔猎时代和农耕社会，乃有伏羲画八卦之说，八卦实际上是象数兼赅的。画八卦的过程，实际上就是描述古代先民为了生产和生活，去观测天文、气象，从而发现了一整套认识、分析、处理事物的规律和方法的过程，也就是形成象数之学的过程。象，包括了物象和法象，古人将之都概括在卦象之中，它既源于万事万物之物象，又是万事万物之法象。数，包括了河洛数、甲子数、乐律数等，所以又有黄帝命大挠作甲子、隶首作数的传说。《后汉书·律历志》说：“记称大挠作甲子，隶首作数，二者既立，以此日表，以管万民。”考古发现，在旧石器时代就出现了使用砭石治病。如1963年在内蒙古多伦旗头道洼新石器遗址中出土了一枚石针，长4.5cm，一端扁平呈半圆刀形，可用以切开脓肿；另一端锥形，可作针刺之用；中间手持处为四棱形，经鉴定被确认为是针刺的原始工具——砭石。这枚砭石有多种器物形态，多种治病功用，这就是“象”的概念；有一定的长度，就是“数”的概念。也就是说，这枚砭石是有象可征、有数可考，是象数兼赅的了。此外，还发现有竹针、骨针等等，也有不同的形状和长度，说明古代医家已经能够运用象数来制造医疗工具了。《左传·襄公二十三年》记载有“美疢不如恶石”，恶石即指砭石。《山海经·东山经》说：“高氏之山，其上多玉，其下多箴石。”箴石亦即砭石。《说文解字》指出：“砭，以石治病也。”

象数在夏、商、周三代已形成完整的体系。在象的方面，三易皆把卦理用物象来加以说明，如乾、履、无妄等卦皆有天象；大畜、小畜等卦皆以天比朝廷；同人、大有等卦皆以天比君主；泰、否等卦皆以天比君子、阳气、刚健之类；谦、剥等卦皆以地比小人、阴气、柔顺之类。又以震雷比刑律之威严；巽风比号令之功能；坎水比民众、美德，亦比阴险、陷井；离火比明察、文明；艮山比贵族、贤人；兑泽比美女、恩泽等。此外，仰观于天，则有日月雷雨之喻；俯察于地，则有山川草木之喻；远取诸物，则有龙鱼马鹿之喻；近取诸身，则有首腹手足之喻；观鸟兽之文与地之宜，则有羝羊触藩及鸿渐于陆之喻等等。在数的方面，夏代就开始用勾股定理作治水测量，商代就发明了算盘，历代遗留下来的著作《周髀算经》《九章算经》，就有分算法、方格算法、圆周率算法、比例法、虚位法、弦图证法、方程式算法等等。《孙子算经》还总结了自孔子以来的大衍策算法、孙子数物算法。数物算法在现代称为“余数定理”，韩信曾用来作点兵之用，计算极为快捷。在战国时期形成的医学经典《黄帝内经》(以下简称《内经》)就全面引入了象数之学来类比推理，作为中医学的说理工具。《素问·上古天真论》“法于阴阳，合于术数”这句话便充分体现了中医与象数之学的结合。“法于阴阳”，就是要用“象”的方法来研究养生之学；“合于术数”，就是要从“数”的角度来验证这些养生方法是否合于数理。《素问·征四失论》说：“不知比类，足以自乱，不足以自明。”从“象”的理论提出了“取象比类”的方法。《灵枢·九针论》说："夫圣人之起天地之数也，一而九之。"从"数"提出了论述，还涉及了甲子、音律、漏刻、晷景等数的计算和运用方法等。

到了汉代，象数的研究被推向了一个高潮，但却向两个极端发展：一是把象数之学用于占筮，一是使象数之学向科技方面发展。本书主要是探讨象数与中医学的关系，所以只就后者的内容加以论述。先就"象"的方面来谈，秦火以后，谈易象的书被烧掉了，汉代去古未远，知道"易"是从古天文学观测中发现的，但没有弄清发现易象的这一派属于盖天派的天文观测方法，恰好汉代又出现了浑天派天文学，于是学者们盖天、浑天不分地研究下去，以致南辕北辙，风马牛不相及，这种研究使中国的学术在历史上形成了极大的混乱，严重影响了中国文化的发展。所以，我们今天来研究汉代象数之学应持一分为二的态度，取精用宏。汉代人治学严谨，为我们在象数方面保存、搜集和整理了大量资料，使后世获益不浅。就易象讲，如孟喜之于卦气、焦赣之于卦变、虞翻之于消息、费直之于十翼解法、马融之于考据、郑玄之于爻辰、荀爽之于升降等等，都深有研究，虽然有得有失，但得还是主要的，只要我们不以占筮之说禁锢了自己头脑，从科学的角度去做进一步探讨，还是会找到它的活水源头的。再就数的方面来谈，《汉书》有"术数略"；汉人徐岳著有《术数记遗》，本洛书而发展了方阵之学，称洛书为三三方阵，在此基础上推出了四四方阵、五五方阵，……正十方阵、双十方阵、百方阵等，这与近代位置解剖学、电子回路网、一笔作几何的原理不谋而合，后来传到西方，发明了魔方。汉代刘歆还求出了圆周率的近似值是3.1547，后世称为"歆律"。《汉书·五行志》说："伏羲氏继天而王，受河图则而画之，八卦是也；禹治洪水，锡赐洛书而陈之，洪范是也。圣人行其道而葆其真，河洛相为经纬，八卦九章相为表里。昔殷道弛，文王演周易；周道敝，孔子作春秋。则乾坤之阴阳，效洪范之咎征，天人之道，粲然者也。"汉代医家张仲景，本《内经》象数之理作《伤寒论》和《金匮要略》；本《素问·天元纪大论》"阴阳之气，各有多少，故曰三阴三阳也"，提出以

“六经论伤寒”的学说；本“形有盛衰，谓五行之治，各有太过不及也”，提出以“五脏论杂病”的学说。六和五数者，经和藏象也。

魏晋时期，对象数之学发生了很大争论。王弼作《周易注》六卷、《周易略例》一卷，这位学者只活了 24 岁，但他有独到见解，发现了汉代一些学者在象数方面的研究走入歧途，推论愈细而脱离实际愈远，为了补偏救敝，他提出了“得意忘象”的观点。指出象是为了明意的，也就是用一个形象的比喻来说明一个深刻的道理，懂得这些道理后，不要拘泥于比喻之象是否恰当，是否真有其事。魏晋时期对数的研究，特别对圆周率的测算很有成就。魏人刘徽把圆切成正多角，分成 307.2 边的多角形，算出圆周率为 3.14159。南朝祖冲之作《缀术》，在世界上第一个算出圆周率的精密值在 3.1415926 与 3.1415927 之间，这不仅阐明了圆周和直径的关系，而且还解决了天文和数理相关的问题。《张丘建算经》还提出了不定式方程式，如“百鸡算法”就是用这个方程式来求出的。刘辉《皇极历》还提出了数字方程式，这种方程式在西方直到牛顿时代才出现。至于象数在医学方面的运用，首推皇甫谧和王叔和。皇甫谧著《针灸甲乙经》，运用阴阳五行理论论述十二经脉、奇经八脉、十二经标本根结等。他在数理方面，还根据营卫运行的周期变化，采取了“按时取穴”的方法。如《气息周身五十营四时十分漏刻》篇，以一昼夜漏水百刻，计算营卫运行周身及脏腑情况。营气一昼夜，循行左右前后二十八脉五十周，五脏皆受气。卫气昼行于阳，夜行于阴，亦五十周于身，因此，以漏水法计算，可测出营卫运行的部位。在此基础上，才能掌握“刺实者刺其来，刺虚者刺其去，此言气之存亡之时，以候虚实而刺之”。只有了解其经脉之气运行的方向和时间，方可“迎而夺之，去而追之”，准确用迎随补泻的刺法。皇甫谧非常重视从数理方面来确定经穴的部位，据古代解剖所述骨节大小、骨度、脉度、肠的长度及肠胃容积大小，迴环曲折等情态，作为厘定腧穴的依据。西晋太医令王叔和著《脉经》，也很重视象数，除分述脉的阴阳表里外，还列出三部九候、二十四脉形态，在此基础上详述脉象主病，及寸、关、尺不同变化和诊断等，总之，脉亦是象数兼赅的。

唐宋时期，象数趋向于具体化。从象的方面说，唐代有李鼎祚撰写《周易集解》十卷，保存了汉代三十余家有关象数的论著，使汉以后失传之作得以保存下来。宋代华山方士陈希夷及周敦颐、程颐、朱熹、邵雍、蔡季通等，皆以图象说易，对象的研究有极大贡献，如八卦、太极、河洛等图都赖以保存下来，并从理学的角度做了许多阐发。从数的方面来说，唐代和尚张遂以大衍数作新历，验日月蚀。如在《历本议》中说："天数始于一，地数始于二，合二始以位刚柔；天数终于九，地数终于十，合二终以记闰余；天数中于五，地数中于六，合二中以通律历。……一、六为爻位之统，五、十为大衍之母，成数乘生数其算六百，为天中之积；生数乘成数，其算亦六百，为地中之积。合千有二百，以五十约之，则四象周六爻也；二十四约之，则太极包四十九用矣。"《周书》"千里一寸"，即今之比例法，常用来计算地面相隔很远的南北点距离。周代以洛阳为地中，立标竿测日影，推算太阳距地面高度，在不同的两个地方测量，并同时量取两地太阳影子长度，若两地相差一寸，则南北相距一千里。唐开元十二年，南宫在河南选地实测，发现"千里一寸"有误差，今已知是地球上纬度不同的问题，因纬度不同则影长之差亦异，乃发明"极差法"纠正之。宋代理学家邵雍撰《皇极经世书》，提出"皇极数"。秦九韶著《数学九章》，已将147000写成|☰ π 000。杨辉将洛书方阵扩大到一百二十八方阵，并阐明了方阵的许多用途。唐代医家孙思邈十分强调象数与中医学的结合，如孙氏在《论治病略例》中说："夫二仪之内，阴阳之中，唯人最贵，人者禀受天地中和之气，法律礼乐，莫不由人。人始生，先成其精，精成而脑髓生，头圆法天，足方象地，眼目应日月，五脏法五星，六腑法六律，以心为中极。大肠长一丈二尺，以应十二时；小肠长二丈四尺，以应二十四气；身有三百六十五络，以应一岁；人有九窍，以应九州。天有寒暑，人有虚实；天有刑德，人有爱憎；天有阴

阳，人有男女；月有大小，人有长短。……古者上医相色，色脉与形不得相失；……中医听声，声合五音，火闻水声，烦闷干惊；木闻金声，恐畏相刑。……下医诊脉，知病源由，流转移动，四时逆顺，相害相生，审知脏腑之微，此乃为妙也。”宋代医家钱乙，以五行五脏之象数诊治小儿疾病。如钱乙在所著《小儿药证直诀》中提出：“心病，多叫哭惊悸，手足动摇，发热饮水。”“心主惊，实则叫哭发热，饮水而搐；虚则卧而悸动不安。”“肝病，哭叫目直，呵欠、顿闷、项急。”“肝主风，实则目直大叫，呵欠、顿闷、项急；虚则咬牙，多欠气。”“脾病，困睡泄泻，不思饮食。”“脾主困，实则困睡，身热饮水；虚则吐泻生风。”“肺病，闷乱哽气，长出气。”“肺主气，实则闷乱气急，喘促饮水；虚则哽气出气。”“肾病，无精光，畏明，体骨重。”“肾主虚，无实也，唯痘疹，肾实则变黑陷。”以上钱氏建立的小儿五脏辨证的理论体系，仍然是象数兼赅的。五，数也；证候，象也。宋代刘温舒著《运气论奥》讲五运六气，求深反浅，纯以甲子、音律推60年天时民病，不按《内经》宗旨，脱离具体天象，脱离医疗实践，给中医学术造成极大混乱。就常理而论，断无60年而一轮回的气象变化，更断无60年而一周期的疾病变化。如此一来，反使中医活泼泼的五运六气理论成为了烦琐哲学。

明清时期，对象数之学有了更进一步的研究和新的发现。从象的方面看，明代来知德撰《周易集注》十五卷，《图解》一卷，把汉易的象数与宋易的理气融为一炉。他说：“流行者气。”因天地变化，不外阴阳二气的流行；“对待者数”，言此气可从爻位奇偶之数的变化去纪理；“主宰者理”，是说阴阳奇偶的变化，不外一理而已；“明理者象”，即言天地万物之理，无不寓于象中，象才是气、数、理的实体，无象则无气、数、理。清代符永培在《周易集注》跋文中说：本书“妙语不测，法象自然，理气象数，无所不备，剖析诸爻，独具诸解，发前人因数取象之意，补先人训诂所未及。”清代陈梦雷著《周易浅述》八卷，他认为易道虽广，但不超越理、气、象、占四个方面。如说："有是理乃有是数，……数不可显，理不可穷，故寄之于象，……知象则理数在其中。""有象即有占，《本义》分龙马日月之辞为象，吉凶悔吝之辞为占，然占即在象中。"这就是说，龙马日月就是比喻之象，本此象以判断吉凶悔吝的情况就是占。占卜者却搞了概念转移，引申来断定人的富贵穷通，遂使一门高深的学术陷于左道旁门的神秘化之中。我们不但不能陷于其中，而且还应从中吸取实用的东西。如在数的方面，明代有刘仕隆《数学诗》附于《九章通明算法》一书之后，系"亦庄亦谐"的作品。其中"三姐妹回娘家"，类似于求最小公倍数的算法；"七层宝塔点红灯"，即八卦乘方算法；"三足团鱼七眼龟"，开了二元一次方程的先河；"酒肆闹纠纷"，乃一笔作几何；"笨伯持竹竿"，是钩股弦互证法。朱戴堉运用等比级数法，平均分配音律之数，一正前人音律之失。在象数与医学结合方面，明代有孙一奎，以太极之理阐述命门学说。如说："太极只是天地万物之理，在天地统体一太极，在万物各具一太极，即阴阳而在阴阳，即五行而在五行，即万物而在万物。……人在大气中，亦万物之一物耳，故亦具此太极之理也。唯具此太极之理，则日用动静之间，皆当致夫中和，而不可须臾离也。医之于数，正示人节宣天地之气，而使之无过不及，攻是业者，不能寻绎太极之妙，岂知本之学哉！""夫二五之精，妙合而凝，男女未判，而先生此二肾，如豆子果实，出土时两瓣分开，而中间所生之根蒂，内含一点真气，以为生生不息之机，命曰动气，又曰原气，禀于生生之初，从无而有，此原气者，即太极之本体也。"又以天地之理印证人身。如说："人之与物，本天地之一气，同天地之一体也，故能与天地并立而为三才。……神统于心，气统于肾，形气交而神主其中，三才之道也。"又以八卦之理喻人身。如说："人首尊而足卑，天地莫位也；脾肺相为母子，山泽通气也；肝胆主怒与动，雷风相搏也；心高肾下，水火不相射也。"赵献可（赵养葵）论命门很重象数。如说："命门即在两肾各一寸五分之间，当一身之中，《易》所谓一阳陷于二阴之中。"又说："命门在人身之中，对脐附脊骨，自上数下，则为十四椎，自下数上，则为七椎。《内经》曰：七节之旁，有小心。此处两肾所寄，左边一肾属阴水，右边一肾属阳水，各开一寸五分，中间是命门所居之宫，即太极图中之白圈也。其右旁一小白窍，即相火也；其左旁之小黑窍，即天一之真水也。此一水一火，俱属无形之气，相火禀命于命门，真水又随相火。自寅至申，行阳二十五度，自酉至丑，行阴二十五度，日夜周流于五脏六腑之间，滞则病，息则死矣。”张介宾《类经图翼·医易义》，更将象数与医理密切结合，分别从爻象、藏象、形体、生育、精神、动静、升降、神机、屈伸、变化、常变、鬼神、死生、疾病等各个方面加以论证。如说：“所谓一者，易有太极也，太极本无极，无极即太极，象数未形理已具，万物所生之化原。……医明乎此，乃知生生化化，皆有所原，则吾身于未有之初，便可因之以其肇基于父母，而预占其禀受之象矣。”又说：“质诸人身，天地形体也，乾坤性情也，阴阳气血也。左右逢原，纤毫无间，详求其道，无往不然。以爻象言之，则天地之道，以六为节，三才而两，是为六爻，六奇六偶，是为十二。故天有十二月，人有十二脏；天有十二会，人有十二经；天有十二辰，人有十二节。知乎此，则营卫之周流，经络之表里，象在其中矣。”清代邵同珍著《医易一理》，以易之象数结合医理论述。如说：“盖天地一大太极，人身一小太极，即两仪、四象、八卦，人身亦具备焉。脾土色黄居中，主静藏意，为诸脏资生之本，太极也。肝属木，居下为地，主血藏魂，为果敢之主；木性上浮，为升气之主；木居东方，其气从左而上升，是阳育于阴，于两仪为阴仪，于四象为太阴也。肺属金，居上为天，主气藏魂，司清肃之令；金性下沉，为沉降之主；金居西方，其气从右而下降，是阴根于阳，于两仪为阳仪，于四象为太阳也。心属火，居上为日，藏神主性，性者神之未动，在肺之中，为灵明之府，阳中阴精，于四象为少阴也。肾属水，居下为月，藏精主命，命者精之未动，在肝之内，为化育之主，阴中阳精，于四象为少阳电。此五脏配太极、两仪、四象之义。”又说：“是以易之为书，一卦一辞，皆藏在身体之形意；一象一爻，咸寓尊生之心鉴。故圣人立象尽意，设卦以尽情，系辞焉以尽言，变而通之以尽利，鼓之舞之以尽神，虽不言医，而意尽在其中矣。”唐宗海著《医易通说》

《医易详解》，论述了人身八卦，并分别从生理、病理、治法等方面阐述了心肾坎离之关系，把《易经》象数与中医学理论融为一体。如说：“中国圣人作易，由太极衍为八卦，由八卦重为六十四卦，范围天地，曲成万物，是一本散为万殊，孔子所谓吾道一以贯之也。太极者，是天地未生之先，只浑然元气一团而已。由太极生两仪，有阴有阳；由两仪生四象，则阴中又有阳，阳中又有阴；由四象生八卦，邵子所谓先天八卦也，非仅空名，定有此八样气化以成天地。……《焦氏易林》又衍为三百八十四卦，二千三百四爻。然《内经》云：阴阳者，……数之可千，推之可万，安能以爻象尽之？圣人举例发凡，备于六十四卦，广矣大矣，莫能外矣，何必更加推衍。”又说：“数者，所以纪气也，苟无其气，则数只空名，非造化之确数矣。有如先天八卦之数，皆实有其气可凭，乾居一数者，盖肇造天地之先，太极初分，先有天阳，只有一点光气而已，故乾居一数。有此一点光气，故兑泽而二；光泽二气合化为热，于是生火，故离火居三；火气发为震动，故震居四；有发动则有往来，故巽风居五；雷动风散，雨水斯降，故坎水居六；有流即有止，有水即有山，故艮山居七；山水具而地体成，故坤地居八。”

辛亥革命至今，研究象数与中医学结合的人更不胜枚举，现仅以易学家杭辛斋、医学家郑钦安为例。杭辛斋在光绪年间曾任《国闻报》主编，是我国报纸的创办人之一。民国初年，因抗议袁世凯恢复帝制被捕，1916 年 6 月，做了 83 天皇帝梦的袁世凯“驾崩”，杭先生才获释出狱，从此退出政界，潜心研究易学，著有《杭氏易学六种》，在象数方面很有发挥。如说：“易如大明镜，无论以何物映之，莫不适如其本来之象。……凡近世所矜为创获者，而易皆备其象，明其理于数千年之前。盖理本一元，数无二致，时无古今，地无中外，有偏重而无偏废。中土文明，理著于数，而西国则数胜于理。重理，或流于空谈而鲜实际；泥数，或偏于物质而遗精神，唯易则理数兼赅，形上道而形下器，乃足以调济中西末流之偏，以会通而宏其旨。”由此可以看出，杭辛斋已把古代的“象数”用“科技”一词来取代了，他对象数之学确有阐发。在象的方面，他把物理上的光学、色彩学，化学的原子学说，西洋飞机、大炮、蒸汽机的发明、制造原理，与《易经》的制器尚象结合起来论述，确有见地，这些理论对于今日自然科学的研究都有极大启示。在数的方面，把易数与现代数学沟通：第一，他简述了数的起源和属性，如他在《易学笔谈》中说："音出于律，律出于数，数出于阴阳之自然。""凡数皆起于阴阳。象者，阴阳相变者也；数者，奇偶相生者也。"第二，对易数的类别做了归纳，提出有卦数和河洛之数、大衍数、邵雍先天八卦数及其本数、扬雄《太玄》八十一数、后天八卦数及其本数、虞氏先后天八卦数合数、天地范围数、八卦成列数等等。还详论了易"逆数"的道理，易数向各门科学渗透以推动科学发展的事实，以及历代先贤皆强调数理的重要。举出《尧典》说："尧曰：咨尔舜，天之历数在尔躬。"又在《易数偶得》中说："三代制礼，悉本于数。……王制、月令如渊太室冕旒车旗之制，与朝贺祭祀重器服物之显，合于象数者无论矣。"民国初年，医家郑钦安融象数于医学中，在诊治疾病方面独树一帜，取得了很大成绩。他首先把乾坤坎离与脏腑之象结合起来论述病情，以辨识阳虚证法和阴虚证法两大纲领；以坎离二卦象心肾，提出坎为水，离为火，必坎上离下乃水火既济。就人体而论，则肾为水，心为火，必心火下交，肾水上承，乃心肾相交。郑氏在《医理真传》中说："人禀天地之正气而生，此坎离所以为人生立命之根也。固肾中真阳，肇自坤元，乾坤彼此互为其根。心火下交于肾，肾水上济于心，一升一降，往来无穷，性命于是乎立。"他创有补坎填离丹，用治心阳虚，以大辛大热之桂附为君，补坎中之真阳；用蛤粉补离中之真阴；加姜草调中，而交通上下之枢机。又取交泰丸，象泰卦天地交泰之义，用治痞证。痞者否也，否乃天地之气否塞不通，痞证亦人身上下之气否塞不通，若气机上下交通，则痞证自愈。因心阳不下交，则上炎而生热，遂形成阳热实证，实则泻之，故交泰丸中用苦寒之黄连，直折其火之上炎，而导之下行。肾水不上承，则下焦阴盛而生寒，遂成阴寒虚证，虚则补之，故交泰丸中用辛热之肉桂，温补命门之火，而鼓舞肾气上升。如此一补一泻，一清一温，调其坎离水火、心肾阴阳之升降，则天地之气交泰，其否自除。郑氏有胆有识，附片用至八两，以合八卦之数；干姜用至四两，炙草二两，由此可见郑氏将象数落实于中医临床的情况了。

1

第一章 象数的含义、内容和功用

象数是古代研究学问的一种方法，它包含在《易经》当中，所以后世称易为象数之学。象是以物取象，数指数目数理，象和数是两个不同的概念，应分别加以论述和说明。但从古至今，对象数都未下过确切的定义，总是仁者见仁，智者见智，本章准备就象数与中医学的关系方面，为象数的含义做出解释。因为中医学从《黄帝内经》开始就引入了《易经》象数，作为它理、法、方、药的说理工具和诊治病证的手段。《四库全书总目提要》论宋代蔡渊撰《易象意言》说："夫易，即象数以寓理。"《素问·上古天真论》说："上古之人，其知道者，法于阴阳，合于术数。"法于阴阳，即指医学取象问题；合于术数，即指医学运数问题。象数与中医学的关系，实际上也就是易学和医学的关系。以下分三节来谈：第一、二节谈象与数的概念，第三节谈象数与中医学的关系。

第一节 象的概念

一、象的含义

象的含义是多方面的，现将有关象的论述条陈如下。

第一，象指具体物象，是可以感知的。如天上的日月往来，地上的人物变化等。《周易·系辞传》说："在天成象，在地成形，变化见矣。"

第二，象指卦爻之象，经卦八，皆三爻，别卦六十四，皆六爻，六十四卦计三百八十四爻，《易传》所论之象主要指此。《周易·系辞传》说："圣人设卦观象，系辞焉而明吉凶，刚柔相推而生变化。是故，吉凶者，失得之象也；悔吝者，忧虞之象者；变化者，进退之象也；刚柔者，昼夜之象也；

六爻之动，三极之道也。”

第三，象者像也，指模拟或相似的意思，即言易象是对自然之象的理解和抽象，易象是把自然之象和社会之象联系起来相互沟通的桥梁。《周易·系辞传》又说：“圣人有以见天下之赜，而拟诸其形容，象其物宜，是故谓之象。圣人有以见天下之动，而观其会通，以行其典礼，系辞焉以断其吉凶，是故谓之爻。”这就是说，天上之物是极其繁多的，在天成象，如日月星辰之类，只要人们善于掌握它的运转规律，就可以远取诸物，象其物宜，以了解它的信息。在地成形，如乾为首、坤为腹、震为足、巽为股、离为目、坎为耳、艮为手、兑为口等，只要人们善于掌握它的特性和变化规律，就可以近喻诸身，模拟而肖其形容，以了解它的信息。易学就是根据卦爻所表示的种种形象做譬喻，使人们从中得以明确它所说的道理，而获得趋吉避凶的信息，中医“比类取象”的方法就从这里学来。事物尽管是运动变化的，但可从事物会聚与变通处求得信息，如天体运行，可看它的交会点，如日月斗相会、五星相会等。社会变化亦不外分合，方以类聚，凡类聚皆可从其总体上观其分合；天下大势不外分久必合，合久心分；物以群分，凡群分者皆可从分部上观其变化，从而得出常理法之准则。易曰：“观其会通，以行其典礼。”就是这个意思。由此可见，不仅六十四卦是一个整体，而且每卦六爻也是一个整体，它包括了天、地、人的三才之象在内，而且六爻之间上下互应，连成一气。韩康伯指出，《序卦传》是“以象明义”，又说：“序卦所明，非易之蕴也，盖因卦之次，托象以明义。”也就是说，宇宙和人类社会都是不断进化的，卦象的出现与形成就是这一演进的缩影，故可以用序卦之象来解释和说明自然界与社会上的全部问题，故曰：“托象以明义。”下面就讨论一下象的含义所涉及的两个内容：一是物象，一是法象。

（一）物象

物象指宇宙间一切形形色色可见的现象和可及的器物。《周易·系辞传》说：“见乃谓之象，形乃谓之器。”此言把可见而不可及的东西，如天上的日月星辰、声光化电，称为象；地面可直接触及的物体，如山川草木、鸟兽虫鱼，称为物（指器）。象和物都属于物象的范围。《易经》卦爻虽然是以物取象，但不完全要保持事物的原貌，而是从具体事物中加以抽象和概括出来。许慎《说文解字》对象形字下的定义为：“象形者，画成其物，随体诘诎，日月是也。”象形，在这里泛指象形字；画成其物，言对一些具体事物，要用图画的手法描绘出它的字形来；随体诘诎，是说物象大多有类似的地方，必须随其形体的曲折变化，取其主要标志，突出它的特点来，才能使人对字形有所区别。如日、月两体皆有时成圆形，但日体常圆，故画成“⊙”形，月体则有圆有缺，故取其缺，画成“☽”形，突出各自的特点以示区别。推而言之，《易经》卦爻符号及其所喻之象亦是代表各类群事物的特点与属性，也和象形字的造字方法相同。不过，易经卦爻不完全是人为的，更主要是从对天象的观察中发现的，它系统地反映了自然界和人类社会的共同规律和相互关系，值得从象数的角度做进一步探讨。

（二）法象

凡取法于物象及事物运动变化规律，以作为分析、处理好各种人事的方法，古人称为法象。《周易·系辞传》说：“天垂象，圣人则之。”又说：“法象莫大乎天地。”“悬象著明莫大乎日月。”“天地变化，圣人效之；天垂象，见吉凶，圣人象之。”“是故，易者象也，象也者，像也。”但“象”之所以“像”，绝不仅仅是天地的外形，更是包含了能够表达天地万物之理，所以有学者称“象”为“理”之近似，或直言“象”为“意象”。《周易·说卦传》更深入地讲了一番道理，如说：“昔者，圣人之作易也，将以顺性命之理，是以立天之道，曰阴与阳；立地之道，曰柔与刚；立人之道，曰仁与义。兼三才而两之，故易六画而成卦，分阴分阳，迭用柔刚，故易六位而成章。”在此以阴阳、刚柔、仁义代表天、地、人三才之道，因而成六画之别卦，显示六爻之位置。但要注意一点，“法象自然”，并不是取外貌相像，而是为了立象以“尽意”“明理”。如乾为马，是取马性刚健；坤为牛，是取牛性柔顺，并不是取马少两角，牛多两角。也就是说，法象自然，是指“借天例人”“推天道以明人事”，如《周易·系辞传》制器尚象十三事，就是取象《易经》的十四卦。网罟取象于离，耒耜取象于益，市场交易取象于噬嗑，制衣裳、定等级取象于乾坤，刳木为舟楫取象于涣，重门击柝以防盗贼取象于豫，杵臼之利取象于小过。弧矢扬威取象于睽，建宫室防风雨取象于大壮，厚葬中野取象于大过，以结绳易书契取象于夬等。

由于卦爻的产生是取象的结果，所以卦爻象征着万事万物之象，可见取象是一个认识事物的过程。如以物取象而画成八卦，始则八卦仅代表着天地间八类最基本的物质，到了后来，则进一步加以推论，所以八卦符号所代表的物象及意义就洋洋可观了，这都是古人根据宇宙万物的形状、性质等特征，加以抽象、比附而成的概念。举乾卦为例，乾为天，后来推广到乾为父、为君、为首、为玉、为金等等。《易经》六十四卦命名，也都在八卦物象观的基础上推广而命名。如鼎卦因象鼎而命名；谦卦取卦象山在地中之义而命名；蛊卦以风落山，女惑男，很快崩溃，而比附如器皿为虫蛀之彻底腐坏而命名等等。《周易·系辞传》说：“庖牺氏之王天下也，仰则观象于天，俯则观法于地，观鸟兽之文与地之宜，近取诸身，远取诸物，于是始作八卦。”但仅凭卦爻符号之象，人们是难以理解的，后世圣人于是系之以辞，分别用文字来表述，但古代无纸笔，是在竹木简上刻字，书写条件困难，为了言简意赅，于是采用喻言性手法，往往借用一个形象的比喻来说明一个深刻的道理，但年代一久，人们理解起来便生出了许多枝节。所以当你懂得它所比喻的道理后，就不必执着于这个比喻是否完全符合今天的标准，是否真有其物，不应该“心生于物而死于物”。王弼在《周易略例·明象》中说：“夫象者，出意者也；言者，明象者也。尽意莫若象，尽象莫若言。……故言者所以明象，得象而忘言；象者所以存意，得意而忘象。”这就是说，“象”是用来表达事物深刻道理的，“言”是为了使人明白“象”所表达的道理而设的。如喻乾卦为龙，是以龙为吉祥物，喻乾卦为纯阳、为善良、为有才干、为万物之长等，就不必去研究古代是否真有龙存在，是否就是恐龙或是蛇等等，这就叫“得意而忘象”。已经懂得乾卦的性质是刚健纯阳，就不必拘泥于乾为龙、为天的比喻；已经懂得坤卦的性质为柔顺驯服，就不必拘泥于坤为牛、为地的比喻。推而言之，易经马、鹤、鼠、鹿、鱼、豚、君子、小人等形象的比喻，无不是为了说明卦象所表述的深刻道理。所谓“心生于物而死于物”，用我们今天的话说，就是指思想僵化，往往从某一喻言性物象出发，而死于句下，反忽略“象”所喻的深刻道理，这样就陷于“刻舟求剑”“按图索骥”，反而本末倒置了。

至于从八卦、河洛、太极总结出来的阴阳五行的规律，更为诸子百家取用作自己学说的理论基础。医家也不例外，将阴阳五行全面引入了自己的学术中，并用于临床。明代医家吴昆在注解《素问·阴阳应象大论》时说：“天地之阴阳，一人身之血气，应象者，应乎天地而配乎阴阳五行也。”这就是说，本篇虽只以“阴阳”为名，但实质上却包括“五行”在内，因“五行”是“阴阳”的进一步推衍，是“阴阳”的具体化。“应象”，即指应自然法象，包括“比类取象”于“阴阳五行”的规律。

二、象的内容

明代学者黄宗羲在所著《易学象数论》里，总括了《周易》的取象有八卦之象、六画之象、像形之象、爻位之象、反对之象、方位之象、互体之象七种；近代易学家杭辛斋先生也有逸象、广象、参象等不同见解。现分类介绍如下。

（一）八卦之象

《周易·说卦传》以八卦之象为事物的本象，认为易以类万物之情，万物各有所本，而八卦大象即易之本。八卦相错，重为六十四卦，变化以生，易象亦随时位而变易，但莫不囊括于八卦的本象中，学者只要识其本象，则随时位变化之象就自然可以不言而喻了。杭辛斋说：“圣人假象明易，即物求象，不滞于理，神而明之，唯变所适。”

1. 乾卦之象 ☰

为天——乾的性质元亨利贞，具有天德，所以用天象之。但天之象很难窥其全豹，故从天上之日月星辰测知。

为首——因乾为众阳所宗，位尊在上，故为首。

为圜——圜同环，形容天体运行不息，周而复始，浑轮圆转，不滞不停。

为君、为父——群之长命曰君，家之长命曰父，此取乾高于众物之象。

为玉、为金——此取乾纯粹以精象玉，坚刚不屈象金。

为寒、为冰——在后天八卦图上，乾位于西北方，时当十月，节令立冬，乃寒冰之象。

为大赤——乾性纯阳气盛，大赤之色乃表示阳气盛之象。

为马、为良马、为老马、为瘠马、为驳马——马于动物中得阳刚之精，为火宿，昼夜不眠，善行不息。乾喻吉祥、善良，故为良马；随时间的变化而有生长衰老，故为老马；随形体的变化而有肥瘦，故为瘠马；随颜色的改变而为驳马。此皆本于象之变化。

为木果——天行健，故万物生生不息，木果形圆，亦象生生不息之状。

2. 坤卦之象 ☷

为地——坤顺承天，而具有地之德，天之动皆成功于地顺之德，按时偕行，以生万物。

为腹——坤能包藏万物，卦体中虚，皆有腹之象。

为牛、为子母牛——牛性柔顺，故坤以牛象之。子母牛乃雌性之牛，亦象坤。

为布——布者播也，言坤能将乾之阳气播散天下。

为釜——釜即锅类，中空能熟物，象坤卦中空，能生万物。

为吝啬——吝啬乃敛藏不出土之象，坤卦属阴，能敛藏万物于中而不出，故为吝啬。

为均——地生万物，不分美恶，皆平均对待，故有平均之象。

为大舆——地之体能载万物，故坤有大车之象。

为文——天一不独立，地二则成文，因孤阴不生，独阳不长，坤与乾配，有阴阳两方，乃可交叉成文。

为众——坤地能养万物，故为众之所归。

为柄——比喻万物皆依地而生，如持此为柄以为生命依赖之本。

为黑——坤为地，地为至阴之处，黑为阴极之色，故配之。

3. 震雷之象 ☳

为雷——震卦之象，一阳伏于二阴之下，欲奋搏而出地中，故有雷象。

为龙——龙为阳物而生于纯阴之地，震卦阳动于下，故有龙象。

为玄黄——乾坤始交为震，故震具天地之色，天色玄，地色黄，玄黄相杂则成苍色，故有震之象。

为敷——敷即敷布之意。震配春天，有阳气敷布、草木繁茂之象。

为大涂——涂，通途。震卦一奇爻动于内，二偶爻通于外，前方毫无阻碍，万物俱由此出，故为大道通途。

为长子——震初爻即为阳爻，易曰："震一索而得男，故谓之长男。"

为决躁——震卦刚动于下，故性刚而躁。

为苍筤竹——苍，青色；筤，竹之美者。因震主春生之时，所以用深青色之美竹象之。

为萑苇——萑，荻类；苇，苇竹。荻与苇皆下实而上空，本刚而干柔，有震卦之象。

为足——震为阳气初动于下而善行，故有足象。

为**馵**（音注）、为作足、为的颡、其于马也善鸣——马之左足白者，称**馵**足，因震卦居左；马双举前足，称为作足，亦象征震下爻一阳之动；马额部有白色旋毛中空者，称的颡，象震卦上两爻之虚；震为雷，象阳气动而有声，马善鸣者，亦因得阳气之动而为声。

其于稼也为反生——稼，禾苗；反生，倒生。震卦阴上阳下，又属木，故为倒生之稼。

其究为健——究，极也。震乃阳刚之爻动于下，必终极于乾，乾卦健运不息，故曰："其究为健。"

为蕃鲜——蕃，生长繁茂之象；鲜，草之美者。震卦象春生之草，繁茂鲜美。

为木——震为刚木，此木乃指树木之类。

4. 巽卦之象 ☴

为风——巽卦，阴凝于下，阳发于外，周旋而不相舍，则形成风。巽之性，静于本而动于末，故有风象。

为股——巽者，顺也，股顺于足而动，故为股。

为木——巽为柔木，此木指草类、菌类。

为鸡——鸡行则首动于前，足动于中，身不动而随其后，两动象巽卦二阳爻在前，一静象一阴爻在后，故巽有鸡象。

为长女——巽一阴爻在下，所谓："巽一索而得女，故谓之长女。"

为绳直、为工——工人引绳之直而制木之曲以为器，皆有巽象，因巽有顺其性而治之之性。

为白——巽在八卦图位偏西，故其色应为白。

为长、为高——巽为风、为木，长为风之特性，高为木之特性，皆有巽象。

为进退、为不果——风行无常，或东或西，故有进退之象。巽阴性多疑，犹豫不决，故有不果之象。

为臭——巽有阴浊之气伏于二阳之下，郁而不散，故为臭。

为广颡——巽卦二阳在上，有额部宽广之象。

为多白眼——巽为黑睛居下，故上多白眼。

为近利市三倍——巽卦阴处三爻最下爻，故有得利三倍之象。

其究为躁卦——巽可三爻互变而为震，故达极限可为躁卦。

其于人也寡发——寡，少也。巽卦有阳盛于上、阴血不升之象，故于人为头发稀少之患。

5. 艮卦之象 ☶

为山——艮之性，静而止，有山之象。

为狗——艮卦外刚内柔，狗亦外刚内柔，于主人极端驯服，于外人极力狂吠，故为狗。

为手——艮止于上为手。《周易集解》说："艮为止，手亦止持于物使不动，故艮为手。"

为径路——艮，阳爻在末位，又为山，故艮有山中小径路之象。

为小石——石为土之阳，艮阳爻在上，故为小石。

为门阙——艮阳在外，故为门阙，门阙乃门之出入处。

为果蓏（音裸）——凡木本之实曰果，草本之实则曰蓏。

为阍寺——阍，宫中各门的禁卫人员；寺，管理宫中内侍及宫女的人。此等人外卫管人则刚，内入侍主则柔，亦有艮卦之象。

为指——艮为木之多节，指亦多节，故艮为指。

为鼠——艮，二阴伏于下，见刚则止，如鼠昼伏夜出，见阳而止，故艮为鼠。

为黔喙之属——黔喙，为山居肉食之兽，如豺狼之属，齿牙如铁，艮亦前刚，故为黔喙。

其于木也多坚多节——艮，阳刚在外，又为木之终，因苍老之木皆坚硬多节，如松柏之类。

为少男——艮，上爻为阳爻，所谓："艮三索而得男，故谓之少男。"

6. 兑卦之象 ☱

为泽——泽指湖泊，为水聚会的地方。兑卦一阴爻见于上，二阴爻沉于下，有地下陷为泽之象。

为羊——兑，外柔内刚，羊之性亦外柔合群，而内极刚狠。

为口——口开于上，象兑卦一阴在上之状。

为少女、为妾——兑卦上爻为阴爻，故曰："兑三索而得女，故谓之少女。"三索之女，位甚卑贱，故有妾之象。

为巫——兑为口舌，古巫皆少女，以善言通神，故巫有兑卦之象。

为口舌——兑卦上阴爻象口，中阳爻象舌，故为口舌。

为毁折——兑属金，金气肃杀，以致草木黄落，此金克木，乃毁折之象。

为附决——兑附于震，以柔附刚，刚乃决柔，故有附决之象。

其于地也为刚卤——兑处正西方，西方多盐碱地，不能栽种。兑属金，金气肃杀，故不生物，如地有刚卤之象。

7. 坎卦之象 ☵

为水——坎卦一阳含二阴之中，故有水象，小篆，水字即坎之纵文“☵”。

为豕——豕，猪也。豕外污浊而内刚躁，有坎卦之象。

为耳——耳聪于内而听于外，有坎卦之象。

为中男——坎卦阳爻在中，故曰：“坎再索而得男，故谓之中男。”

为沟渎——坎之阳爻为水，二阴爻夹两旁为沟渠，渎，水渠之意。

为隐伏——坎一阳伏二阴之中，故为隐伏。

为矫柔——水流可随地形而矫柔。宋衷注：“曲者更直为矫，直者更曲为鍒。”

为弓轮——坎为月，上下弦之月如弓，望时之月如轮，故坎为弓轮。

其于人也为加忧、为心病、为耳痛、为血病、为赤——坎卦阳陷阴中，危虑太深，故为加忧。坎为水属肾，肾水必克心火，故为心病。肾开窍于耳，肾过劳则耳窍闭塞而痛。坎水在人身为血，故称坎为血卦。坎中阳爻得火之性，火之色为赤。

其于马也为美脊、为亟心、为下首、为薄蹄、为曳——坎一阳在二阴中，有如马的背脊之象，故为美脊。亟，中也，坎阳刚之爻在中，故象心。坎上爻无阳，如马首低下之象，故为下首。坎水下流而分散，如马蹄之薄在下。曳为下弱之马，力不任重，义同薄蹄在下之意。

其于舆也为多眚——舆为大车，行平地则安全，今行于坎陷之地必多灾害，故曰多眚，眚即灾害之义。

为月——坎为水，水乃月之精，故为月。

为通——水以阻滞为灾，流通为利，故坎为通。

为盗——水隐伏地中则浸蚀其土，有如强盗隐伏以掠夺之象。

其于木也坚多心——坎卦阳刚在中，有如坚而多心之木。

8. 离卦之象 ☲

为火——离卦之形，阴丽于阳，其性炎上，阳气盛则生光辉，故有火象。

为雉——雉，飞禽，类鸡状，朱色文彩，起南风则飞而去，在后天八卦离居南方之位，在四象图为朱雀之象。

为目——目能视物，有如离火普照之象。

为中女——离卦阴爻在中，所谓："离再索而得女，故谓之中女。"

为日——日为火之精，阳光普照，有离明之象。

为电——光久明为日，暂明为电，离卦阴丽于阳而明，亦有电光暂明之时，故为电。

为甲胄、为戈兵——离上下皆刚画，有上刚为甲、下刚为胄之象。离火可铄乾金而为兵刃，故有戈兵之象。

其于人也为大腹——离卦刚外柔内，中空容物，故如人之大腹之状。

为鳖、为蟹、为蠃、为蚌、为龟——此五种水生动物皆有甲壳，骨在外而肉在内，有如离卦外刚内柔之象。

其于木也为科上槁——科，空也。木空则上枯槁，有离卦之象。

此外，还要附带谈谈八卦的五行象，八卦的五行象侧重于刚柔之实质：如乾、兑皆属金，但乾性刚，坤性柔。震、兑皆属木，而震为刚木，坤为柔木。艮、坤皆属土，艮为刚土，坤为柔土。离为火，其性刚；坎为水，其性柔。神话中传播道教思想的八仙就是根据八卦的五行象，用拟人化手法表现出来的。吕洞宾属于乾金之象，乾卦纯阳，吕洞宾称纯阳老祖，手执纯阳剑，剑亦金属之类。铁拐李属于兑金之象，以铁拐为足，表示金之柔者。张果老属于震木之象，神话传说张果老在月宫砍梭罗树，树乃木之刚者。蓝采和属于巽木之象，手执兰草，草乃木之柔者。曹国舅属于艮土之象，其兄为恶鬼，囚国舅灵魂于地下，鬼魂附其身为恶，最后国舅通过决斗战胜邪魔，皆表示刚土之象。何仙姑属于坤土之象，因她是八仙中唯一的女性，并与乾阳的吕洞宾相恋，都表示为柔土之象。韩湘子属于坎水之象，故事中有天旱禾苗枯焦，韩湘子为百姓吹箫降雨一节，雨亦坎水之象。汉钟离属离火之象，八仙大闹龙宫，汉钟离以所用法宝芭蕉扇一扇则出火，烧毁了龙宫。八卦配五行，土、木、金三行皆二，只水、火各一，以分刚柔，所以杭辛斋说："震兑为阴阳出入之门，日月往来之路，不啻五行生化之原，故后天与坎离皆居中位，坎离居先天乾坤之位，震兑即居先天坎离之位，参观《内经》，则阴阳升降、五行生化之作用更显著矣。"

（二）六画之象

六画之象，包括内外两个经卦，形成六十四别卦，上为外卦，下为内卦。经卦三画代表天、地、人三才，由于天、地、人各有阴阳，故形成六画之别卦。别卦六爻：上两爻代表天部之象，中两爻代表人部之象，下两爻代表地部之象。同时，又以六画的数位分阴阳，凡处于奇数位的一、三、五为阳；处于偶数位的二、四、六为阴。《周易·说卦传》指出："昔者，圣人之作易也，将以顺性命之理，是以，立天之道，曰阴与阳；立地之道，曰柔与刚；立人之道，曰仁与义。兼三才而两之，故易六画而成卦，分阴分阳，迭用柔刚，故易六位而成章。"汉代学者，还从六画之象，分出承、乘、比、应、据、中等象，因与中医学关系不大，就不一一介绍了。

（三）像形之象

古人利用易卦描写万物之形，这就是象。"象"就是"像形"，即设想此象仿佛或近似某种事理，则以此比拟之。《周易·系辞传》说："易者象也，象也者像也。"象，像一面大镜子，可以毕照万物，人们可以对照这面镜子，看某些事理像什么样子，以作为譬喻来说明。明代易学家来知德在《周易集注》中说：“夫易者象也，象也者像也，此孔子之言也。曰像者，乃事理之仿佛近似，可以想象者也，非真有实事也，非真有实理也，……唯有此象而已。有象则大小、远近、精粗、千蹊、万径之理，咸寓乎其中，方可弥纶天地。”又说：“圣人立象，有卦情之象，有卦画之象，有大象之象，有中爻之象，有错卦之象，有综卦之象……皆言象也。所以说拟诸其形容，象其物宜，但形容物宜可拟之象，即是象矣。”如豚鱼知风，鹤知秋，鸡知旦，三物皆有信，故中孚取之，亦以卦情立象也。又以渐取鸿者，以鸿至有时，而群有序，……且鸿又不再偶，于文王卦辞女归之义为切，此亦以卦情取象也。有以卦画之形取象者，如剥言宅、言床、言庐者，因五阴在下列于两旁，一阳覆于其上，如宅、如床、如庐，此以画之形立象也。鼎与小过亦然。又有卦体大象之象，凡阳在上者，皆象艮巽；阳在下者，皆象震兑；阳在上下者，皆象离；阴在上下者，皆象坎。故益象离故言龟；大过象坎故言栋；颐亦象离，故亦言龟。

（四）爻位之象

爻位之象，包括中爻取象，皆以六爻之位的变化而立象，以便从象来推其爻位变化之理，从而应用于人事，以趋吉避凶。《周易·系辞传》说：“象者，言乎象者也；爻者，言乎变者也。”“六爻之动，三极之道也。”即言爻位之象，乃指某一事物在某一阶段的变化，如六爻分天、地、人三部，刚柔相推而生变化，变化之极复为刚柔，皆流行于六爻之间。来氏又进一步举例说：“凡阳在下者动之象，在中者陷之象，在上者止之象；凡阴在下者入之象，在中者丽之象，在上者说之象。又有以中爻取象者，如渐卦九三，妇孕不育，以中爻二四合坎中满也；九五三岁不孕，以中爻三五合离中虚也。有将错卦立象者，如履卦言虎，以下卦兑错艮也；有因综卦立象者，如井与困相综，巽为市邑，在困为兑，在井为巽，则改为邑矣。有即阴阳而取象者，如乾为马，本象也，坎与震皆得乾之一画，亦言马；坤为牛，本象也，离得坤之一画，亦言牛，皆其类也。”王弼在《周易略例》中说：“夫爻者何也？言乎变者也！变者何也？情伪之所为也！”因“爻者效也”，物刚效刚，物柔效柔，以应其变。结合人事来说，变则生伪，巧诈多端，但可从爻位推考其常变。本来阳刚者躁，阴柔者静，但有形躁好静、质柔爱刚者。本来同者相亲，仇者相斥，但二女虽姊娣而志向各不相同，吴越本仇敌，同舟遇难也会共济，这也相似，处于不同爻位，则象亦随之而变化之理相同。六爻还有主次之别，如《周易略例》说：“物无妄然，必由其理，统之有宗，会之有元，故繁而不乱，众而不惑，故六爻相错，可举一以明也。”“夫少者，多之所贵也，寡者，众之所宗也。一卦五阳而一阴，则一阴为之主矣；五阴而一阳，则一阳为之主矣。”

（五）反对之象

反对之象，即将上下卦颠倒而成新卦之法，来知德称为综卦，如说：“一上一下谓之综。”“综者，上下相颠倒也。”按《周易》卦次，在六十四卦中，除乾、坤、坎、离、颐、小过、中孚、大过八个卦不相综外，其余皆为综卦。如屯、蒙两卦相综，屯䷂下卦震变为蒙䷃上卦艮，不仅位置上下相移，而且卦亦打了一个颠倒，这就是反对之象。又如损益两卦相综，损䷨上卦艮变为益䷩下卦震，损下卦兑变为益上卦巽，这是上下卦都换了位置，又做了颠倒。

（六）方位之象

方位之象，皆指几个八卦图的八经卦而言，由于八经卦方位不同，便构成了先天、后天、中天等不同的图象。如乾卦，在先天八卦图里在正南方，在后天八卦图里在西北方，在中天八卦图里在正东方。又坤卦，在先天八卦图里在正北方，在后天八卦图里在西南方，在中天八卦图里在东北方等。

（七）互体之象

互体，指每卦六爻中，除内外两经卦外，还有二、三、四爻，三、四、五爻组成的两个新的经卦，古人则称为互体。《周易·系辞传》早就提出中爻之说：“若夫杂物撰德，辨是与非，则非其中爻不备。”京房更下定义说：“会于中而以四为用，一卦备四卦者，谓之互。”朱熹举屯卦䷂为例：屯，坎上震下，但中爻的二、三、四爻形成了另一经卦坤；三、四、五爻形成又一经卦艮。屯卦六二原文说：“屯如邅如，乘马班如，匪寇婚媾，女子贞不字，十年乃字。”来知德则运用了中爻互体之说作诠，如说：“屯、邅，皆不能前进之义，班如回还不进之意。震，于马为馵足、为作足，班如之象也。应爻为坎，坎为盗，寇之象也，指初也。妇嫁曰婚，再嫁曰媾，婚媾指五也。变兑（屯去中爻坤☷则变兑☱）为少女，女子之象也，字者，许嫁也，此女子指六二也。贞者正也。不字者，不字于初也，乃字者，乃字于五也。”“中爻艮止，不字之象也；中爻坤土，土数成于十，十之象也。”又说：“六二柔顺中正，当屯难之时，上与五应，但乘初之刚，故为所难，有屯邅班如之象。不得进与五合，使非初之寇难，即与五成其婚媾，不至十年之久矣。唯因初之难，六二守其中正，不肯与之苟合，所以不字，至于十年之久，难久必通，乃反其常，而字正应矣，故又有此象也。”

（八）其他卦象

除上述七类本象外，近代易学家杭辛斋先生在他所著《易楔》中，提出还有逸象、广象、参象、意象、影象等，现简介如下。

1. 逸象

逸象指《周易》流传过程中散佚之象。有人估计后代学者保存下来的逸象有1000多种，杭氏列出了荀爽逸象31种，孟喜逸象446种，其他各象还有500余种。

2. 广象

杭氏所言广象，即《周易·说卦传》所列内容，已见于八卦之象中，在此不重复了。

3. 参象

参象是把本卦之象与参卦之象组合起来分析问题的一种方法。如艮之坎，为山变海之象；又坎为月，坎变艮为一线之新月，变兑为上弦月，变乾为圆月，变巽为下弦月，变坤为晦月等。今人李树菁先生认为：参象的思想来自连山易，对科学研究、发明创造很有作用。如用参象的观念研究有可能组合的方案，以此方法加以论证、选择，则可收到事半功倍的效果。

4. 意象、影象

意象、影象多宗李鼎祚《周易集解》，主要强调“意动成象”。他认为易能曲成万物而不遗的原因，是以象的变化是无穷无尽的。如乾为玉、为金，乾也可认为有今日金刚石之性能，小过卦有飞鸟遗之音，也可理解今日飞机的假说，总之不可死于句下，因为都是意动成象或如影随形之象。

三、象的功用

象有多方面的功用，如象征、尽意、诱导、启示等功用，现分述如下。

（一）象征

象有象征的功用，这种功用是通过易经卦爻之象来引申发挥和触类旁通的，并以此来象征宇宙间的万事万物，从而探赜索隐，钩沉致远，彰往察来，见微知著。凡天下形形色色之物，皆存在阴阳两类不同性质，若阴阳相合而聚会在一起，就可繁衍昌盛而得吉；若孤阴孤阳独自分离，则必然衰败毁灭而得凶。把这些物象之征比附到社会现象，便可发现善与善相聚则阴阳调和而得吉，恶与恶为群则阴阳乖戾而得凶。《周易·系辞传》说：“方以类聚，物以群分，吉凶生矣。”由此可见，卦象的吉凶，就是存败的象征。但天地间的事物繁多，必须有重点地模拟其形容，恰如其分地象征其物体，所以说“象”有“象征”的功能。宋代杨万里在《诚斋易传》里说：“象者何也？所以形天下无形之理也。……圣人见天下有至幽至赜之理，将与天下形其所无形，使天下见吾之所见。……盖拟彼之形容，以象此之物宜也。”

（二）尽意

象有尽意的功用，因言、象、意三者存在着内在的逻辑关系。

第一，象中含意。所谓“象者像也”，但象之所像，绝不仅仅是天地万物的外形，而是像圣人领悟的天地万物变化之理。

第二，立象尽意以明理。因从象形成之日起，象中就含有理和意，故可以立象尽意以明理，但不是立象以明形貌。立象是手段，尽意是目的，二者是统一的，都是为了明理，绝不可拘泥于象以支离附会。明·来知德在《周易集注》中说：“易卦者，写万物之形，象之谓也，舍象不可以言易也。象也者像也，假象以寓理，乃事理之仿佛近似，而可以想象者也，非造化之贞体也。”清·王心敬在《丰川易说》中说：“《易》是道人事之书，阴阳消长，只是借来作影子耳。故曰：易者象也，象也者像也，于阴阳消长处看得不明，是影子不真，若徒泥阴阳消长而无得于切己之人事，亦属捕风捉影。”

（三）诱导和启示

古人认为，人类器物的制作、制度的建立、文明的进步，都得之于象的诱导和启发，才不断地有所发明，有所发现，有所前进。如农具的发明是受到了益卦的启示，文字的发明是受了夬卦的启示，杵臼的发明是受了小过卦的启示，集市贸易是受了噬嗑卦的启示，车的发明是受了随卦的启示等等，这些都给人以诱导和启示。《周易·系辞传》说：“易有圣人之道四焉，以言者尚其辞，以动者尚其变，以制器者尚其象，以卜筮者尚其占。是以君子，将以有为也，将以有行也，问焉而以言，其受命也如响。无有远近幽深，遂知来物，非天下之至精，其孰能与于此。”在《易经》这些原理的诱导和启示下，产生了许多取象的方式，如中医的“比类取象”，生理、病理取象等，此外，还有几何形态取象、各种物理取象、地理取象、伦理取象，影视、戏剧取象，其理均同，均受到了它的诱导和启示。

事物的发展变化无穷无尽，象的变化也是无穷无尽的。杭辛斋说：“象本无方，意动成象，故得意既可忘象，亦能成象。”《周易·说卦传》也只是对易象的多方概括，但仍不能涵盖《易经》卦象的全部。陈梦雷说：“卦象之中，有与卦爻相符者，如乾天坤地之类是也；有不与卦爻相符者，如乾坤称龙不必在震、坤屯称马不必在乾之类是也；有见卦爻而此不载者，如渐之鸿、中孚之豚鱼之类是也；有见于此而卦爻无之者，如为釜、为布、为羸、为蚌之类是也。若夫大琴谓之离，小垒谓之坎，此见于他书，而易与说卦又可以类推也。至若自坤而降，或曰其于地、其于人、其于马、于舆、于稼、于木，唯乾不言者，盖物不足以尽卦，则正言为天为地之类；卦不足以尽物，则言其于人、其于马之类。至乾之物，无不周遍，万物不足以尽之，故无所言焉。要之，天地之物，大而天地山川，微而草木禽虫，君臣父子之伦，毛发爪甲之细，无一不备于卦，即无一不本于太极，无一不在于吾心，知此可与言八卦之象矣。”上述引文中，唯杭辛斋先生把“得意忘象”和“意动成象”两者结合起来论述“象”的内涵，这才揭示了易以道阴阳的宗旨。

第二节 数的概念

一、数的含义

数的含义也是多方面的。

第一，数指算术。在上古时代，人们就开始了对事物进行计数，这就是算术的起源。当时的人，或用手清点着实物，或用垒石、结绳、刻画和算筹等来表示数目。《汉书·律历志》说:"伏羲画八卦，由数起。"《周易·系辞传》说:"上古结绳而治。"

第二，数指术数。术数含义有二：一说术数即指科学技术。术数一词，始见于管子书中，《管子·形势解》说:"言词动作，皆中术数。"《汉书·艺文志》《七略》中有《数术略》。一说术数即指数理数性。如《易经》河图、洛书，古人称为数学之祖，河洛图式，一方一圆，构思极为精妙。宋代学者邵雍论述河洛一方一圆时说:"圆者星也，历纪之数，其肇于此乎；方者土也，画州井地之法。"古人讲数极于九，至十复变为一，常以九数概括数理数性，不仅中国有此方法，外国也有相同的观念，希腊毕达哥拉派也将九数作为宇宙组织之根本要素。如说:"一为点，二为线，三为平面，四为立体，五为物质之性质，六为灵性，七为理智与智慧，八为健康与爱情，九为正义。"有的人认为中医虽能治好病，但理论上没有数字统计，因此不科学。其实中医治病不仅有数据，而且好多地方已提高到了数理数性的程度。如《内经》的十二经气血多少、五十营、卫气行，都有确切的数据和数理推论。现代科学对不同的事物，也要根据情况、性质而采用密度、比重、压强等来计算，即同一道理。

二、数的内容

数的内容非常之多，现举其常见的类别于后：有干支、音律、方圆、粟米、差分、少广、商功、均输、方程、赢不足、钩股弦、卦数、爻数、策效、纳音、纳甲、大衍数、天地数、万物数、生成数、九宫、太乙、六壬、奇门遁甲、演龠、运气、天元、月建、积数、筹数、筮数、星占、九章、开方、太玄、元包、九九、皇极、余数、方阵等等。《周髀算经》说:"易曰：'叁天两地而倚数。'天数一，叁之则为三；地数二，两之则为四,二、三合则为五，此又勾三、股四、弦五正义也。"《周易·系辞传》说:"天一、地二、天三、地四、天五、地六、天七、地八、天九、地十。天数五，地数五,五位相得，而各有合，天数二十有五，地数三十，凡天地之数五十有五，此所以成变化而行鬼神也。”这是说天地之道，孤阴不生，独阳不长，由五星而来的五行之数，乃是天地变化最基本之数，必须天地相合，五位相得，乃能成其变化。河图十数，共五十有五，即由此天地数而来；洛书九数，共四十有五。近代有人将河洛喻为中国最古的一部电子计算机。《周礼义疏》说：“一曰方圆，以御田畴界域；二曰粟米，以御交质变易；三曰差分，以御贵贱廪税；四曰少广，以御积幂；五曰商功，以御方积实；六曰均输，以御远近劳责；七曰方程，以御错揉正负；八曰赢不足，以御隐杂互见；九曰勾股，以御高深广远。”

三、数的功用

数也有多方面的功用，如用于计算，用于以数证象，以及作为各门科技的数理基础，提高其猜确度。

（一）计算的功用

传说黄帝命“隶首作数”，说明当时生产有了剩余，人们有必要对事物进行计算。结绳、垒石、筹策都是计数的工具，太乙、两仪、三才、五行、八卦、九宫都是不同的计算方法。由此可见，数有计算的功能。《后汉书·律历志》说：“然则，天地之初形，人物既著，则算术之事生矣，纪称大挠作甲子，隶首作数。”

（二）证象的功用

古人说：“象以定数，数以证象。”所谓“象以定数”，是说“数”是根据“物象”的具体情况而定的，如体积大的物象就多、就高、就长，体积小的物象就少、就低、就短。由此可见，因物成象，象又是产生数的基础，所以象可以定数。《汉书·律历志》说：“物生而后有象，象而后有滋，滋而后有数。”可见物—象—数的密切关系了。

至于“数以证象”，即言要确定象的内涵是否合乎实际，要观测和计算象的体积大小，周期长短、发展变化的规律等等，都必须用数字来计算，或从数理上加以证实，这就叫以数证象。《周易·系辞传》说："参伍以变，错综其数。通其变，遂成天下之文；极其数，遂定天下之象，非天下之至变，其孰能与于此。"

第三节 象数与中医学的关系

象数与各门科技，特别是与中医学存在着密切的关系，各门科技所涉及的形形色色的事物都具有数的属性，都可以用数去计算，只有在数理的基础上，才能建立起这门科学的完整体系。按照人类认识的发展规律，数的产生也是一个由具体到抽象的过程，即由附于实体中的数，通过抽象，脱掉实体，从而得出无名的纯数，可见数是对具体事物的数量抽象。然而各门科技的内涵，又都在客观上按照一定数理程序排列组合，所以都具有一定的数性，因此古人便把数理广泛用于天文、历法、音乐，特别是医学等学科中，成为它们的理论基础。《素问·三部九候论》说："天地之至数，始于一，终于九焉。"《灵枢·九宫八风》说："太一日游，以冬至之日居叶蛰之宫，数所在日，从一处至九日，复返于一，常如是无已，终而复始。"《灵枢》外揣、九针论、九针十二原等篇都提到了针数"始于一，终于九"的数理问题。这是为什么？因数皆起于一、终于九，一为万数之始，九为单数之极，超过九，只是零的增加，所以一切数无不是"从一开始，从九复回"。张介宾在《类经·脉色类》中说："数始于一，终于九，天地自然之数也。如易有太极，是生两仪，两仪生四象，四象生八卦，而太极运乎其中，阳九之数也。又如四象之位，则老阳一、少阴二、少阳三、老阴四；四象之数，则老阳九、少阴八、少阳七、老阴六。以一、二、三、四，连九、八、七、六，而五居乎中，亦阳九之数也。故以天而言岁，则一岁统四季，一季统九十日，是天数之九也。以地而言位，则戴九履一，左三右七,二四为肩，六八为足，五位中宫，是洛书之九也。以人而言事，则黄钟之数起于九,九而九之，则九九八十一分，以为万事之本，是人事之九也。九数之外，是为十，十则复变为一矣，故曰天地之至数，始于一终于九也。”

宇宙间的事物尽管千差万别，错综复杂，但皆有象可寻、有数可推。象和数是普遍存在的，古人认识事物皆从象数入手，中医学的理论也不例外，同样也用象数来类比推理，作为医学的说理工具。先秦诸子皆强调有象必有数，象数密不可分，其学术皆以象数来推衍，把象数作为打开学术之门的一把钥匙。今人李树菁先生在《自然科学第三次浪潮条条道路通象数》的文章里说:“自然科学发展从先秦迄今，共分三个大阶段，亦可称之为自然科学发展的三次浪潮。第一次浪潮，以象数相结合的《周易》整体观念为代表；第二次浪潮，以伽利略、牛顿、爱因斯坦为代表，以仪器观测的数据为特征，在此阶段，科学部门越分越细，科学整体支离破碎，面临复杂系统的科学问题无能为力；第三次浪潮，以20世纪60年代的系统科学为开端，相继出现耗散结构理论、浑沌理论、分形几何、一元数学、物元分科。这些学术理论和方法，都与系统科学《周易》象数观念有许多共同点。”由此可见，象数与各门科学技术息息相通的密切关系了，当然，这仅仅是一个良好的开端，今后还需不懈地努力，才能达到象数与现代科学密切融合的境地。就中医界而言，也需要继续探讨，方能达到中医学与象数密切结合的境地，提高中医学术为人民健康服务的巨大作用。

第二章 象数与五运六气

2

中华民族已经有五千多年历史了，从渔猎时代到进入农耕社会，古代先民为了更好地生产和生活，对天文、气象等客观事物进行了观测、纪理，象数之学就此产生了。因为古人发现，在生产和生活环境中时刻都受到大自然气象的影响，而气象变化则与天体运行密切相关，天体运行的原动力则来自太阳。古人从观测太阳到了解与太阳有关的天体活动中，逐步形成了古天文学、古气象学，同时也形成了象数之学。象数之学到了周代已经发展到一定水平，《黄帝内经》则通过象数建立了五运六气学说，以作为天人合一、阴阳五行、脏腑经络等学说的客观依据。由于后世囿于用甲子、音律等数推流年以说五运六气，遂使一门活泼泼的学术落入了机械论的俗套，有些别有用心的人便从这里入手，妄图消灭中医。如 1929 年，余云岫炮制了一个“废止中医案”，就罗列了这样的罪名。

一、五运六气，凭空杜撰。

二、临证持脉，自欺欺人。

三、定病防疫，一无所能。

四、提倡天人通，阻碍科学化。

彼等以为这样锥击，便可置中医于死地，但时至今日，尽人皆知实乃荒唐之举。半个世纪过去了，痛犹未定，中医同仁如果不在学术上奋起直追，或许还是会遭到类似非议的。为长远计，应使本门学术在理论上规范化、系统化起来，并在实践中吸收现代科技的新成果，才能使独特的中医学立于世界之林，为人类健康做出更大贡献！

古人有关天文、气象的观测，包含了“象”的内容；有关天文、气象的纪理，包含了“数”的内容；中医五运六气学说，实际上就是对“象数”的具体应用。所以本章的内容，就从天文气象的观测、天文气象的纪理、中医五运六气对象数的应用分三方面来谈。

第一节 天文气象的观测

对天文、气象的观测，古有宣夜、浑天、盖天三派。宣夜专于夜间观测，浑天与现代天文观测方法基本相同，与中医和古代象数有关的天象之学主要为盖天派。

盖天之说，汉晋以来则已论亡，只能于古人的断简残篇中寻觅，无完整专论留存于后世。盖天派的观点，是人站在天内，即站在地平上观测天象，因而提出“天覆地载”“天圆地方”“天动地静”等学说。古人站在地平上观测宇宙，看见天是顶高的，覆于上，地是顶矮的，载于下，故提出“天覆地载”之说。《周髀算经》指出：“天象盖笠，地法覆盘。”同时认为天如张盖，运动不息，故曰“圆”、曰“动”；地平分四方固定不移，作为对照标准，故曰“方”、曰“静”，故提出“天圆地方”“天动地静”之说。《大戴礼记》有“单居离问于曾子曰：天圆而地方者，诚有之乎？……曾子曰：如诚天圆而地方，则是四角之不揜也！……参尝闻之夫子曰：天道曰圆，地道曰方。”这就是说，道有方圆，不是天的形体有方圆，如果是这样，那圆天覆在方地上，不是地的四个角都露在天外而不能掩盖了吗？至于“天动地静”，今已知太阳是一颗恒星，把代表天部的太阳看成是移动的星体，这种测量的结果准确吗？尽管太阳是恒星，地球在动，但从物理学上来看，凡两物体在动，只要以其中任何一方为静点来计算，结果都是正确的，显然古人也是采用以静测动的方法。

一、天文的观测

古人认为，天体是运动不停的，而天体运动的原动力则来自太阳，所以古人采用了“昼参日影”的方法。但夜间看不见太阳，则从太阳对面的月亮去观测。观测太阳是以地平为静点来测太阳的日周运动和年周运动，从太阳的“位”去测它的“运”，古人用土圭法和标竿法。但用此法测月影则不确，因月亮也要移动的，有其不同的轨道，乃采用天上星座为标志来观测，于是用了北极、列宿定位，五星北斗辨方定时，这种方法，古人称为“夜考极星”。

“昼参日影”，观测者面南而立，发现日体朝见于东，经南方而上悬天中，夕没于西而入地下，以分判昼夜，称为一日，以确定太阳的日周运动。由于盖天家是站在地平上去观测，所以发现太阳出入有高卑位置的移动。向高位置移动称为升，向低位置移动称为降，凡日体左升右降一周则为一年，这就是太阳的年周运动。“夜考极星”，即以钩股牵一斜线为弦对准北极，称为南中线，使“日中为午”“夜半为子”的两线相合，所以又称“子午线”，现代天文台“子午线”之名即由此而来，夜间便观测二十八宿及月体经过南线的情况，并以地面形成的圆周三百六十度，以一度为一尺，若先见牛宿对准南中线，再候女宿对准南中线时才移动其绳，以测所距的尺度是多少，借鉴这种方法，后世发展出了地经仪。

（一）昼参日影

“昼参日影”就是白天观测太阳的影子，太阳的影子称为晷景，古用土圭法和标竿法观测。

1. 土圭法

土圭是最早测日影的工具，上圆下方，用土筑成。分三点设立，以日出、日入两点定其东、西，则中央之晷立于南面。也就是说，观测者面南而立，则左东右西，日出为东，夕没于西，以确定日中为午，以日中之景为一天中点。现在北京天安门前的华表，就是土圭的遗迹。《周礼》曰：“以土圭之法，测土深，正日景，以求地中。”

2. 标竿法

为了便于观测，古人将土圭法改用标竿法，以标竿为股，地平所见之日影为勾，确定其比例为勾 3、股 4、弦 5，这是我国最早将勾股原理作为测日影之用。标竿又称“髀”，《周髀算经》说：“周髀长八尺。……髀者股也，正晷者勾也。”

“昼参日影”，主要用来测定日体经天运动的位置，具体方法是观测者面南而立，使东西两景与日中之景对正，日中为午，晷景最短，以此为中线，将一天左右平分，以判昼夜阴阳长短，称为“午线”，“午线”与“地平线”相交。晷景日行1度，至360度而形成圆周，实际一年为$365\frac{1}{4}$度（日），必四年乃能复其初，故四年中可以用置闰的方法来消除余数。又因日体在圆周上有高卑，所以冬至晷景最长；日体出辰入申，为一年始点之始点，日体逐渐升高；复至晷景最短，日体出寅入申，为一年终点之终点；日体逐渐降低，故古有“冬夏致日”之说。《尧典》有“期三百有六旬有六日，以闰月定四时成岁”。

（二）夜考极星

为什么要“夜考极星”呢？因夜间看不见太阳，所以只有从太阳对面的月亮去观测。古人发现，太阳有光有热，但其影子照在水里，则有光无热；月亮在夜间出来也是有光无热，因此断定月体是不发光的，月亮上的光完全是太阳的反射光。巴比伦人到了公元前16世纪还说月亮是一个半面发光、半面黑暗的球体，可见我国文化发展之早和认识的高明了。

“昼参日影”是以东西两点以求中点，“夜考极星”则是以昏旦两星以求中星。具体方法是：在黄昏时南中线对准之星为昏中星，再以昏中星求旦中星，最后来确定中星。《尧典》谓：“日中星鸟，以殷仲春。”即春分以鸟宿为中星。“日永星火，以正仲夏。”即夏至以星宿为中星。“宵中星虚，以殷仲秋。”即指秋分以虚宿为中星。“日短星昴，以正仲冬。”即冬至以昴宿为中星。以下分月亮、北极、北斗、列宿、五星几个部分来谈。

1. 月亮

月亮本来是一个无光的天体，由于太阳光线的反射，人们才能看见。月亮明暗变换的周期，乃由日、月、地三体位置互翳引起，古人分晦、朔、弦、望来观测。每月月底称为“晦”，因月行近日，故光体皆不见。每月月初称为“朔”，此时月在日下，自身与太阳相背。月体半明称为“弦”，上弦于每月初八昏见，故光在西；下弦在每月二十三日见，故光在东。每月十五称为“望”，月体转到了太阳对面，日月对望则生明，所以可见一轮光亮的圆月。《天文图》注云：“阳精犹火，阴精犹水，火则有光，水则会影，故月光生于日之所照，魄生于日之所不照，当日则光明，就日则光尽。与日同度谓之朔，迩一遐三谓之弦，衡分天中谓之望，光尽体伏谓之晦。”由于月为阴寒之大者，故有广寒宫的神话传说，今已知月球白天热到 127℃，夜间冷到 -183℃，广寒宫只好夜间去吧！

2. 北极

北极指北天一角，紫微垣所见的最明的一颗星，所以又称紫微星。紫微高照就是指此星坐镇北极，永不沉落。

北极定位，是中国古代“夜考极星”最重要的方法，因中国地处北陆，在盖天家时代还不知有南陆。汉代浑天家出，才讲南北极。

3. 北斗

北斗有七星如斗：一曰天枢，二曰天璇，三曰天玑，四曰天权，此四星合称斗魁；五曰玉衡，六曰开阳，七曰摇光，此三星合称斗标。北斗七星运转于北极星周围，如北极帝星之车，代天行令。《史记·天官书》说：“斗为帝车，运于中央，临制四乡，分阴阳，建四时，均五行，移节度，定诸纪，皆系于斗。”斗柄如天体运行的指挥棒，一是用于辨别方向。语云：“识得北斗，天下好走。”国外也认为北斗七星是天空中最引人注目的一组星群，它们整齐地排列成一个斗形，现代天文将其所在星座命名为大熊座。二是决定时间，如以斗柄定四时。《汉书》上说，在黄昏时可以根据斗柄所指分辨四时，斗柄指东，天下皆春；斗柄指南，天下皆夏；斗柄指西，天下皆秋；斗柄指北，天下皆冬。又以斗柄定节气，每月太阳和月亮相会为节，日、月、斗相会为气，如此形成一年二十四个节气。若本月无北斗来聚会，则为闰月，节气均不能成立。

4. 列宿

列宿指环绕在北顶天顶周围的星群，古人把它分为二十八个星座，并以当时习见的动物命名，由于月体运行，每天停留一个星座，故称二十八宿。二十八宿分见四方：东方七宿“角亢氐房心尾箕”，联起来像条龙，东方色青，故名青龙；南方七宿“井鬼柳星张翼轸”，联起来像只鸟，南方又主朱色，故名朱雀；西方七宿“奎娄胃昴毕觜参”，联起来像只虎，西方色白，故名白虎；北方七宿“斗牛女虚危室壁”，联起来像只龟，北方其色为玄，龟又名一元大武，故称玄武。蔡福裔说：“《尧典》‘日中星鸟，以殷仲春’等，此四时之中星也，盖恒星因地之转移而四时所见不同，春分南方鸟中，夏至东方火中，秋分北方虚中，冬至西方昴中，以四象定四方之位，测四时之星，其由来尚矣。”

5. 五星

木曰岁星，火曰荧惑，土曰镇星，金曰太白，水曰辰星。东出西没，方向右旋，依木火土金水次序，按季节出现于北极天空，在一年中，每星各占172天，五星恰合周天360度之日数，河图即本五星出没的季节而绘成。木星每年三月春分与日月见于东方，正值春气当令，草木萌芽生长，木行的概念就是这样形成的。火星每年七月夏至节后与日月见于南方，地面一片炎热，火行的概念就是这样形成的。土星每年五月与日月见于天中，此时长夏湿土当令，土行的概念就是这样形成的。金星每年九月秋分与日月见于西方，古代以金属为兵器，并以金表示秋天的杀伐之气，万物老成凋谢，金行的概念就是这样形成的。水星每年十一月冬至前与日月见于北方，此时冬气交令，地面一片冰雪水，水行的概念就是这样形成的。盖天家从对日月之象的观测，发现了阴阳的规律，《周易·系辞传》说：“阴阳之义象日月。”从对五星之象的观测，发现了五行的规律。《素问·气交变大论》说：“五运更治，上应天期。……岁木太过，……上应岁星。……岁火太过，……上应荧惑星。……岁土太过，……上应镇星。……岁金太过，……上应太白星。……岁水太过，……上应辰星。”

二、气象的观测

有人说气象学是随着近代科学技术的发展才产生的，殊不知中国古代却从另一角度来观测气象变化。古人认为，宇宙皆一气而已，但可分天、地、人三部来观测气化活动情况。《素问·六微旨大论》说："言天者求之本，言地者求之位，言人者求之气交。"这是说，在天部当找到六元之气发生的始点，在地部当从四方四时之位以察生长化收藏情况，在人部当从天地气交当中察其气机损益消长，在天地要"因运察气"，在人体要"因形察气"。所以《素问·气交变大论》又说："善言天者，必应于人；善言古者，必验于今；善言气者，必彰于物；善言应者，同天地之化；善言化言变者，通神明之理。"由此可见，天人之间，古今之间，形气之间，感应之间，存在着内在联系，存在着隐微机理，我们要善于相互验证，才能弄清它的"玄冥幽微，变化难极"之理。《素问·天元纪大论》还引《太史天元册》论气象的观测，文曰："太虚寥廓，肇基化元，万物资始，五运终天，布气真灵，总统坤元，九星悬朗，七曜周旋，曰阴曰阳，曰柔曰刚，幽显既位，寒暑弛张，生生化化，品物咸章。"大意是寥廓无边的天空，万物充塞其间，但皆由一气所化生，只有肇（气的始点）、基（形的始点）、化（地的始点）、元（天的始点）等不同的始点，随五运而终其周期。至于气的布散，不外天之真气下降，地之灵气上升，而总统于坤元的春秋分、冬夏至。一气的活动变化，还可分为天、地、人三部来察：在天部则观察北斗和招摇、旋戈等九星随北极而旋转，五星日月七曜的运行；在地部则别其刚柔之性；在人部则掌握分阴分阳、迭用柔刚的界限，如此则可了解天体的昼夜显隐，测定寒暑季节的晷景长短，从而万物便具备了生存条件。从形体之生，以至生生不息，生于无穷；气亦随之而化，以致化化不已，化于无限，于是品类众多之物便都彰显于自然界了。这一段话，就简括了天地万物皆由一气所化生的过程。但这一气的化生，则有风、寒、暑、湿、燥、火六种状态，但可分天、地、人三部来察。《素问·天元纪大论》说："气有多少，形有盛衰，上下相召，而损益彰矣。"

（一）从天部察气有多少

《素问·天元纪大论》说："何谓气有多少？"答复是："阴阳之气，各有多少，故曰三阴三阳也。"指出可根据阴阳之气的多少划分为三阳——太阳、阳明、少阳，三阴——太阴、少阴、厥阴。然后再把三阴三阳分别与六气结合起来，如《素问·六微旨大论》说："少阳之上，火气治之；……阳阴之上，燥气治之；……太阳之上，寒气治之；……厥阴之上，风气治之；……少阴之上，热气治之；……太阴之上，湿气治之。"这都是日体左升右降，经过了四正四隅，再由五星定时出没于五方，而定出六气与三阴三阳结合的不同状况。若把六气约而言之，则"暑统风火，寒统燥湿"，一阴一阳而已！

（二）从地部察形有盛衰

《素问·天元纪大论》说："形有盛衰，谓五行之治，各有太过不及也。"形，包括了地部有形可征之物，人类也不例外，这些有形可征之物，可按五行类属结合六气来观测，以了解它的太过、不及，便于"因形察气"。从太阳年周运看，当日体到寅卯两宫时，为初之气，由厥阴风木主事，气候常规多风。到辰巳宫时，为二之气，由少阴火主事，气候常规多热。到午未宫时，为三之气，由少阳相火主事，气候常规多暑。到申酉宫时，为四之气，由太阴湿土主事，气候常规多湿。到戌亥宫时，为五之气，由阳明燥金主事，气候常规多燥。到子丑宫时，为终之气，由太阳寒水主事，气候常规多寒。若出现太过、不及，气候可出现种种变化，人若不能适应，则可发生种种病变。《素问·至真要大论》说："厥阴司天，其化以风；少阴司天，其化以热；太阴司天，其化以湿；少阳司天，其化以火；阳明司天，其化以燥；太阳司天，其化以寒。"《素问·天元纪大论》说："天有五行御五位，以生寒暑燥湿风。"又说："木火土金水火，地之阴阳也，生长化收藏下应之。"如果气候发生异常，则可出现《素问·四气调神大论》所说:“贼风数至,暴雨数起,天地四时不相保,与道相失,则未央绝灭。”由此可见,古人如何从有形可征、有象可见的物质世界中,去掌握六气运动变化的规律了。

(三)从人部察气的损益

《素问·天元纪大论》说:“上下相召奈何?”“曰:上下相召,而损益彰矣。”上下相召,指天地之气互相呼应,交于中部,以进行生化,人掌握这一气化盈虚,与时消息的规律,从而损之益之,以作为养生防病之用。至于如何相召和损益,则从气化的升降出入中求得消息。《素问·六微旨大论》阐述说:“升已而降,降者谓天,降已而升,升者谓地。天气下降,气流于地,地气上升,气腾于天,故高下相召,升降相同,而变作矣。”又说:“升降出入,无器不有。”“故非出入,则无以生长壮老已;非升降,则无以生长化收藏。”《素问·脏气法时论》提出,必须遵循“合人形以法四时五行”的规律,以适应天时之变、地理之宜,调节五脏之气的安和,则能全此性命了,这就形成了“天人合一”的学说。也就是说,气之变化虽在天地,但其应在人,变化虽在彼方天象,而反应却在此方的阴阳变化。

气象的观测,应从天、地、人三部来了解风、寒、暑、湿、燥、火六气的变化,而六气的变化,也超不出阴阳五行、天人合一的规律。至于气化活动的状态,则不外升降出入,若出入废则神机化灭,升降息则气立孤危。再就六气而言,六气调和,按时而至,则为养人之真气、元气,若六气失调,则为伤人之戾气、邪气。

第二节 天文气象的纪理

古代开始用历法来对天文进行纪理,包括统一运算,所以历法也是一种算术，故称历算。因天文皆有象可见，视而可识，所以用历数纪之；但气机变化无有定体，必因形察气，乃可测知，所以用律数纪之。现代科学也是如此，对不能用直观的方法测定者，则采用比重、沸点、温度、气压、电位差等方法间接测量之。下亦分两方面来谈。

一、天文的纪理

古代天文以历法纪理，用以推算日月星辰的运行，以确定季节和时令的方法。《尧典》说："历，象日月星辰，敬授人时。"《正字通》说：古"曆"字"以日为主，故从日；又以历者，推算所经二十八舍，正日缠也。"汉代以前之历有六：即黄帝历、颛顼历、夏历、殷历、周历、鲁历。汉武帝太初年间改用太初历，即开始由盖天向浑天过渡。颛顼历用四分法为主，太初历改用三分法。在国外，巴比伦人创太阴历，埃及人创太阳历，而中国一开始就创立了阴阳合历，如果把农历说成是阴历，是不准确的。中国古代虽然不了解日、月、地相绕的轨道，但他们采用了"昼参日影，夜考极星"的方法，解决了阴阳历相互协调的问题。到西汉末年，西洋在历法上还是一片混乱，直至罗马凯撒皇帝才定了儒略历，方走上正确的轨道。中国历的形成至少早于西方 1000 年左右，在我国春秋时期，希腊人才采取土圭测影的方法测定冬夏至。纪理天文的历数，古人采用了卦爻和甲子，现分述如下。

（一）易卦对年、月、日、时周期的纪理

易卦是从古天文纪理中发现的，它不仅表示天象，亦包括历数在内，所以易卦是象数兼赅的。由于易卦的符号是天体运行的真实反映，是年、月、日、时周期的具体概括，故古人以之作为天文纪理的历数。下面分日以实之、月以闰之、时以分之、岁以周之四方面来谈。

1. 日以实之

《说文解字》指出："日，实也，太阳之精不亏。"从今日夜半至明日夜半为一日，分为昼夜。以乾坤两卦代表昼夜，一日十二时辰，以十二地支纪

理，并以乾坤两卦十二爻当十二时辰，配以十二辟，卦以记阴阳进退，皆合晷景变化之象。

子时，一阳来复，以复卦䷗象之。

丑时，阳气再长，以临卦䷒象之。

寅时，三阳开泰，以泰卦䷊象之。

卯时，阳盛阴消，以大壮䷡卦象之。

辰时，阳气大盛，以央卦䷪象之。

巳时，卦变纯阳，以乾卦䷀象之。

午时，一阴来复，以姤卦䷫象之。

未时，阴气再长，以遯卦䷠象之。

申时，三阴上升，以否卦䷋象之。

酉时，阴盛阳消，以观卦䷓象之。

戌时，阴气大盛，以剥卦䷖象之。

亥时，卦变纯阴，以坤卦䷁象之。

六十四卦合 384 策，以 360 策合周天 360 度，余坎离震兑四卦 24 策合 24 气。以 360 度乘 4（即所余四卦），得 1440 分之数，恰合 24 小时漏水下百刻之数。每刻 15 分，一昼夜 96 刻恰合 1440 分，所余之刻，用以计算余分闰月。

2. 月以闰之

《释名》说："月，缺也，满则缺也。"一岁十二月，周期以月之盈亏为尺度，平均每月二十九日半。平年 354 日，合从乾至涣五十九卦 354 爻之数，闰年 384 日，合六十四卦 384 爻之数。

五日一候，每月六候，十二月七十二候。易卦日主一爻，每月五卦三十爻，恰当六候之数，十二月六十卦，恰当七十二候之数。

还以十二辟卦表示二十四气晷景变化。从冬至起的六个月，晷景从最长逐渐缩短，《易经》以复、临、泰、大壮、央、乾六卦之爻表示阳长之象。从复卦之一阳来复至乾之纯阳，阳爻依次递变为主卦。从夏至起的六个月，晷景从短不断增长,《易经》以姤、遁、否、观、剥、坤六卦之爻表示阴进之象，从姤卦一阴之生以至坤卦之纯阴，阴爻依次递变为主卦。关于节气、卦爻、晷景长短，现列表如下（表 1）。

表 1　二十四气晷景合十二月辟卦

节气	晷长	十二月辟卦象
冬至	一丈三尺五寸	十一月复卦
小寒	一丈二尺五寸	
大寒	一丈一尺五寸一分	十二月临卦
立春	一丈零五寸二分	
雨水	九尺五寸三分	一月泰卦
惊蛰	八尺五寸四分	
春分	七尺五寸五分	二月大壮卦
清明	六尺五寸五分	
谷雨	五尺五寸六分	三月夬卦
立夏	四尺五寸七分	
小满	三尺五寸八分	四月乾卦
芒种	二尺五寸九分	
夏至	一尺六寸	五月姤卦
小暑	二尺五寸九分	
大暑	三尺五寸八分	六月遁卦
立秋	四尺五寸七分	
处暑	五尺五寸六分	七月否卦
白露	六尺五寸五分	

续表

节气	晷长	十二月辟卦象
秋分	七尺五寸五分	八月观卦
寒露	八尺五寸四分	
霜降	九尺五寸三分	九月剥卦
立冬	一丈零五寸二分	
小雪	一丈一尺五寸一分	十月坤卦
大雪	一丈一尺五寸二分	

3. 时以分之

一年分春夏秋冬四时，每时三个月，以二十八宿为刻度，将周天分为四个象限，易卦以坎离震兑四卦配四时，结合二分二至以定中星。春分以昼夜平分，上半年属阳，故曰日中，春分点在东方，东方七宿象苍龙，代表春天三个月，万物发陈，故以震卦配之，震乃一阳排二阴而上之象。夏至白昼最长，故曰日永，夏至点在南方，南方七宿象朱雀，代表夏天三个月，万物蕃茂，故以离卦配之，离乃日照当空之象。秋分昼夜平分，下半年属阴，故曰宵中，秋分点在西方，西方七宿象白虎，代表秋天三个月，万物成熟，故以兑卦配之，兑有一阴抑二阳而下之象。冬至白昼最短，故曰日短，冬至点在北方，北方七宿象玄武，代表冬天三个月，万物闭藏，故以坎卦配之，坎乃阳气伏于阴中之象。

4. 年以周之

年之周期，以晷景为依据，周天 360 度成一圆周，实际一年为 $365\frac{1}{4}$度 =365 天零 5 时 48 分 46 秒，今已知是地球绕太阳一周所需的时间。但至期晷景不复其初，颛顼历用四分法，经过四年始复其初。今已知月亮绕地球运行一周为一年，只需 354 天，日月二者运行速度仍差 11 天，古用置闰法解决，三年一闰，五年再闰，十九年闰毕，以此调剂二者差度。

年和岁有不同含义，古以十二个月为一年，是以日子对日子，即从正月初一至腊月底为一年。以太阳一周天为一岁，以节气对节气。年代表阴历，岁代表阳历，年岁并用，又一次证明农历是日月合历。古人以卦纪年，两卦值一年，六十四卦值三十二年，正当一小周天。以六十四卦演日月道，则上经三十卦，始乾坤而终坎离，为先天之四正卦。自乾至履之十卦，则乾为夏至，坤为终至，屯蒙为南北极开基之始；继之需讼师比皆含有坎卦之象，盖从此天运由北而南，以小畜履终焉。自噬嗑至离之十卦，噬嗑贲为日月交蚀之卦，故继之以阴阳剥复，成之以无妄大畜；日为地轴，乃日过中天之象，大过为天衡，乃月过中天之象，大象皆以坎离，故以坎离终焉。下经三十四卦，除震巽艮兑四纯卦外，仍为三十卦，始咸恒而终既济未济，为先天之四隅卦。自咸恒至损益之十二卦，自央姤至渐归妹之十二卦，皆演月道。丰履为日月蚀之卦，继之以巽兑，成之以涣节，中孚小过为颐大过之缩影，既济未济则为坎离之象，故以终焉。易卦还以十二辰表日道，从冬至起，子位明夷、丑位晋、寅位丰、卯位噬嗑、辰位睽、巳位萃、午位大有、未位同人、申位鼎、酉位家人、戌位贲、亥位履。易卦配十二宫表月道，正月屯、二月解、三月困、四月节、五月讼、六月需、七月涣、八月井、九月蹇、十月蒙、十一月比、十二月师。易卦不仅表示了一年的阴阳变化，而且还反映了日月本象。如火地晋，为日在地中之象；火天大有，为日当中天之象。又以大有、需表示日月在天，晋、比表示日月入地，皆以卦象反映天象的日月升降，阴阳变化。

对于年周期，古代还采用六日七分法计算，以每卦六爻代表 6 日，六十卦合 360 日，年周期实际为 $365\frac{1}{4}$日有余，颛顼历用四分法，四年晷景始复其初。具体计算，六日七分法以余分之 $5\frac{1}{4}$日有余，与标竿长度相乘，再以七分之，仍合六十卦之数。现列算式如下。

晷景 1 尺 = 标竿 8 分

8 尺标竿 =64 分

$8\times5\frac{1}{4}=420$

$420\div7=60$

60分合六十卦，仍以坎离震兑演二十四气，此即易卦对年周期的演算法。

（二）甲子的纪理

中国古代不仅在天文上形成自己的体系，而且还通过历算的甲子术来反映天体活动的规律。但甲子术在使用方法上有盖天、浑天的不同，盖天家对具体事物的增减变化则用单纯的数字来表示，而对抽象的东西则用甲子来纪理。并且是以天干纪天，辨别方向（指空间方向），从地面环境来立法；地支记地，指示时间（即时间过程），以天空星体为标记；干支合用，则表示人部与天体互相感应的复杂情况。由此可见，甲子术不能脱离具体天象，同时也要符合数理依据，所以古人把它作为统一纪理天文数度的符号，分之则有天、地、人三大系统，合之则融而为一，只要查干支所表示的数度，则可知天地阴阳的变化。

1. 天干

天干十数，即甲、乙、丙、丁、戊、己、庚、辛、壬、癸。由于日、月、星运行于天空中，各有不同的周期和轨道，但地面的天文观测者，只能依自己所在环境，分为四方和中央五处来观测，并将五方与五行结合起来，然后以十干纪之，所以十干排列组合有多种，现分述如下。

（1）按奇偶数组合：

甲丙戊庚壬——奇数组表示天阳

乙丁己辛癸——偶数组表示地阴

（2）按生成数组合：

甲乙丙丁戊——生数组（正数）
己庚辛壬癸——成数组（负数）｝——表示人部气流

（3）十干与五行组合：

甲己之岁，土运统之

乙庚之岁，金运统之

丙辛之岁，水运统之

丁壬之岁，木运统之

戊癸之岁，火运统之

十干按生成数次序排列，以甲乙丙丁戊表示日道属阳，己庚辛壬癸表示月道属阴。五行按相生次序排列，以配十干，以纪日月在天运行之数度。由于盖天家白天看太阳，晚上看月亮，只能半面半面地观测纪理，所以甲乙虽同为土运，乙庚同为金运，但南北异象，本标不同，所以甲不可等于己，乙不可等于庚，所以用一“统”字概括之。

（4）十干与五方五行配合，则成：

东方甲乙木

南方丙丁火

中央戊己土

西方庚辛金

北方壬癸水

2. 地支

十二地支，即子、丑、寅、卯、辰、巳、午、未、申、酉、戌、亥。由于观测天文，一方一时难以窥见周期之全体，所以根据地域情况，建立十二个标准位置，称为十二宫。十二宫表示对一年中日月会形成的十二节，与一年中日月对望形成的十二次，和一年中日月斗聚会的十二建的统一纪理。按盖天法，十二地支亦分两组排列组合，现分述如下。

（1）按奇偶数组合：

子午、丑未、寅申、卯酉、辰戌、巳亥

此种组合，以地平划界演半周天，若日中为午，则相对的夜半为子，合昼夜之数为上述组合形式。

（2）按生成数组合以配五行：

子 丑 合 土

寅 亥 合 木

卯 戌 合 火

辰 酉 合 金

巳 申 合 水

上述组合无午未两宫，因午宫与子宫合为天正线，未宫与丑宫合为地正线，起坐标轴的划界作用。这种组合是为了找始点以纪理天象，如见日月会于亥宫，则知斗柄指向寅宫，因寅亥合木，此时天上正当春气管事，地面上呈现草木萌芽生长，余类推。

（3）干支相配：干支相配，有时不用子午两宫，因十干纪日，日运不用子午线划界。故以甲、乙、丙、丁、戊配丑、寅、卯、辰、巳五宫，为阳为少在下；以己、庚、辛、壬、癸配未、申、酉、戌、亥五宫，为阴为太在上，以天干之甲己化土划界：分乙庚化金、丙辛化水属面北命位，丁壬化木、戊癸化火属面南命位。

（4）地支合三阴三阳：古以十二地支合三阴三阳以演半周天。如以冬至为始点，冬至日出辰入申，所以一日之象就有日出为太阳，日中为阳明，日入为少阳，故辰上见太阳，酉上见阳明，申上见少阳。日中为午，则夜半为子，故昏见太阴，中见少阴，旦见太阳。

下面再介绍一下十二地支分段以合三阴三阳的排列组合，本法式只需记开端的一个地支就行了。如1与7段为辰戌，2与8段为酉卯等，这就将日月运的数目调整为甲子的数目。又以1和7段配太阳气，2与8段配阳明气，故曰："辰戌之上，太阳主之""卯酉之上，阳明主之。"余类推。同时，在看每段阴阳标志时，不能只看第一个字，还要看后面四个字，如辰后面巳、午、未、申等字，从而知道在太阳主气时，还有其他的气存在。现将十二地支合三阴三阳列表如下（表2）。

表 2 十二支合三阴三阳

辰巳午未申	酉戌亥子丑	寅卯辰巳午
1 段	2 段	3 段
太阳	阳明	少阳
未申酉戌亥	子丑寅卯辰	巳午未申酉
4 段	5 段	6 段
太阴	少明	厥阴
戌亥子丑寅	卯辰巳午未	申酉戌亥子
7 段	8 段	9 段
太阳	阳明	少阳
丑寅卯辰巳	午未申酉戌	亥子丑寅卯
10 段	11 段	12 段
太阴	少明	厥阴

综上所述，可见甲子法亦是一种数推法和比较法，以彼物比此意，将天地万物之数度，纳入甲子的法象中比而观之，根据天度、地理可识之状况，以比较人部阴阳之变化。因天象之四方、四时、阴阳、五行各有体系，各有组合形式，不能直接计算，必透过甲子干支交错为桥梁，把它们配合起来，则便于察其气运，纪其数理了。若天象有转移，则人部气流必发生变化，均可用甲子纪理之。现代科学的地质学、陨石学说、天体物理学，都是用比较法来进行研究，然后推考之。

二、音律的纪理

天上之日月星辰，皆有形可见，视而可识，所以用历数纪之；气象之变化无有定体，必因形察气，故用律数纪之。但自然界“气”的活动，人的肉眼是看不见的，古法“气动则看风”，从风的动向以了解气的活动，称之为“风角术”，亦名“天籁”。古人根据这种方法，按天人合一学说，把五行、五气、五音（包括六气）的关系联系起来，以察知天人之间的气机变化，从而纪理之，所以五音又称为“人籁”。五音与六气的活动密切相关，六气乃天地之气，五音则为天地之气在升降浮沉过程中所发之音。关于天地之气的升降浮沉，古人以律管测知，凡天行1度，则地行25里，地气与天气交，可上腾250里，一年日行265度有余，约当90 000里，这就是庄子《逍遥游》“扶遥而上者九万里”之由来。地气上腾，今已知与地心热力上腾有关，当冬至一阳生，则为地心热力开始从地隙上腾，但未出地平，只离地隙九寸，观测者以九寸长的黄钟管装蒹葭灰，以察出上腾之度数丝毫不爽。还可验证，因地气上腾则灰上腾在管中均聚于一处，若因风吹或人动则灰是散的，古人以此计算中气。古有十二律管，以候十二月之中气，当某季节到来时，则该月相应的律管里的灰则自然飞腾起来。地气的上腾，就是宇宙的动变，而宇宙之气的动变，又无不受天体运行的影响，而天体运行的原动力则来自太阳，故曰：“律吕调阳。”即言太阳之气是与律吕之气是相互协调的，下分律吕与五音来谈。

（一）律吕

律是律管，律管是用长度不同的十二个竹管，吹出十二个不同音高的标准音，作为定音之用，称为十二律。十二律的次序是：黄钟、大吕、太簇、夹钟、姑洗、中吕、蕤宾、林钟、夷则、南吕、无射、应钟。凡十二律处于奇数位皆属阳，称为“律”；处于偶数位皆属阴，称为“吕”，这是盖天家只计半周天的方法，所以又把十二律称为六律、六吕，现列表如下（表3）。

表3　律吕分类

阳律	1	3	5	7	9	11
	黄钟	太簇	姑洗	蕤宾	夷则	无射
阴吕	2	4	6	8	10	12
	大吕	夹钟	中吕	林钟	南吕	应钟

律吕常随数量观念的不同而变化，数量观念包括律管的长短大小、深浅高低、远近广狭等。律管的长度称为“律数”，“律数”常用 1、3、63、81 等作计算的基本单位。如果根据这些基本单位来计算“律数”的方法，则称为“生律法”。孟子说：“师旷之聪，不以六律，不能正五音。”《汉书》指出：“黄帝使伶伦自大夏之西，……取竹，……以为黄钟之宫，制十二筒。”“比黄钟之音，而皆可以生之，是为律本。”生律法有三。

1. 损益法

古代制订音乐之律，先削长短不同的竹管调音，取黄钟管为标准，然后以十二律相互对比，纳入十二宫辰计算。首先定黄钟管长为 1，以前律 2/3 或 3/4 交互递生次律，称为损益法。损益法的规律是“隔八相生，三分损益”，医家五行生克之理——隔一、隔二、隔三的治法，便是根据律吕数计算而得的。《吕氏春秋》说：“三分所生，益之一分以上生；三分所生，去其一分以下生。”《汉书·律历志》说：“黄钟之长，三分损一，下生林钟；三分林钟益一，上生太簇；三分太簇损一，下生南吕；三分南吕益一，上生姑洗；三分姑洗损一，下生应钟；三分应钟益一，上生蕤宾；三分蕤宾损一，下生大吕；三分大吕益一，上生夷则；三分夷则损一，下生夹钟；三分夹钟益一，上生亡射；三分亡射损一，下生中吕。”这就是说，十二律管的长度都有一定比例，主要以律管的长度互比，来计算应调之音的谐和位置。

如黄钟长 9 寸，径 3 分，圆 9 分（此晚周尺度，1 尺 = 23cm）。将黄钟管三分减一，得 6 寸，就是林钟的管长。将林钟管三分增一，得 8 寸，就是太簇的管长。太簇管三分减一，得 5 寸 3 分强，就是南吕的管长。南吕的管长三分增一，得 7 寸 1 分强，就是姑洗的管长，以下类推，此即为“三分损益”。

下谈“隔八相生”；按十二宫自然顺序排列，则谐和音的位置皆在律数位置的第八位。如黄钟以林钟为最谐和音，林钟依十二宫自然次序顺数，恰在黄钟的第八位；林钟以太簇为谐和音，再按十二宫自然次序循环顺数，太簇亦在林钟后第八位；太簇以南吕为谐和音，南吕亦在太簇后第八位，余类推，可查数见下表（表 4）。

表 4　隔八相生查数

1	2	3	4	5	6	7	8	9	10	11	12
黄钟	大吕	太簇	夹钟	姑洗	仲吕	蕤宾	林钟	夷则	南吕	无射	应钟

2. 律数法

律数法是用来计算音量的，以便了解五音情况，若按律管由低到高之音，其顺序为宫、商、角、徵、羽，但依“三分损益，隔八相生”的次序，则为宫、徵、商、羽、角。《史记·律书》说：“九九八十一以为宫；三分去一,五十四以为徵；三分益一,七十二以为商；三分去一,四十八以为羽；三分益一,六十四以为角。”这就将八十一导入律数，则五音之律皆成整数，便于计算，参见下表（表 5）。

表 5　音律比值

律名	音名	律比值（管长）
黄钟	宫	1
林钟	徵	$\frac{2}{3}$
太簇	商	$\frac{9}{8}$
南吕	羽	$\frac{16}{27}$
姑洗	角	$\frac{64}{81}$

关于上表律数比值之计算，《律吕透视》有解释，现述如下。

全长分开一次得：1×3=3

全长分开二次得：1×3×3=9

全长分开三次得：1×3×3×3=27

全长分开四次得：1×3×3×3×3=81

以上用了分乘四次得 81，与 9 乘 9 之积数相合，这就是起黄钟宫弦的律数。

81 为宫弦之律数；

81×4/3=108，为徵弦之律数；

108×2/3=72，为商弦之律数；

72×4/3=96，为羽弦之律数；

96×2/3=64，为角弦之律数。

3. 律吕数补失法

汉代有单演律数而不损音以致失误者，《淮南子》及后汉班固对其演算作补救法，乃从蕤宾生大吕起，改为上生，以后下和上交互相生，即可得完整之律。淮南子《淮南子·天文训》说："下生者倍，以三除之；下生者四，以三除之。"现列表如下以供参考（表6）。

表6　律吕数推算

子	黄钟	1
丑	林钟	黄钟 $\times 2/3=\frac{2}{3}$
寅	太簇	林钟 $\times\frac{4}{3}=\frac{9}{8}$
卯	南吕	太簇 $\times\frac{2}{3}=\frac{16}{27}$
辰	姑洗	南吕 $\times\frac{4}{3}=\frac{64}{81}$
巳	应钟	姑洗 $\times\frac{2}{3}=\frac{128}{243}$
午	蕤宾	应钟 $\times\frac{4}{3}=\frac{512}{729}$
未	大吕	蕤宾 $\times\frac{2}{3}=\frac{1024}{2187}$
申	夷则	大吕 $\times\frac{4}{3}=\frac{4096}{6561}$
酉	夹钟	夷则 $\times\frac{2}{3}=\frac{8192}{19683}$
戌	无射	夹钟 $\times\frac{4}{3}=\frac{32768}{59049}$
亥	中吕	无射 $\times\frac{2}{3}=\frac{65536}{177147}$

（二）五音

声音相和，以测知气的活动，但声据阴阳之理，只有高低之分，而音本五行之法，有角、徵、宫、商、羽之异。

1. 五音的确定

五音只有“相对音高”，没有“绝对音高”，它的音高都是随着调子改变的，但两者之间的距离则固定不变，只要第一级“音高”确定了，其他各级“音高”也可随之而确定。古来通常以宫音为起点，称为“宫调式”，“宫调式”简称“宫”，以其他音为起点的称为“调”。由五音推衍可得六十调，又称十二宫四十八调。调子从来没有用完过，隋唐仅用二十八调，南宋用七宫十二调，明清用五宫八调，今人常用五宫四调。

2. 七音的由来

古有“清角流徵”等变者，包括变宫、变徵、清角、清羽，合称九级音阶。在实际中常常不用清角、清羽，只用七级音阶。变音比正常五级音阶高一半，凡乐管吹到此便转调或停止了。中医“变证”之说，即本此意而来，发生“变证”时常用“甚”“逆”“绝”“死”等字表示，西乐调子1、2、3、4、5、6、7亦同七级音阶，4类似半宫之音，7则类似半徵之音。根据七级音阶，又有七音八十四调，又称十二宫七十二调。

3. 五音与心理、生理、病理的关系

古人认为，五音具有五行特性，存在着生克乘侮的规律，因此，可从五音之发，以测知它所反映的心理活动和社会变化。言为心声，音乐在客观上便自然地反映出人们的心理活动和社会变化，所以可通过五音来掌握这些变化的规律。同时，五行、五音、五脏存在着“天人合一”的相应律和共通律，亦能通过五音来了解五脏的生理活动和病理变化。《素问·天元纪大论》说：“天有五行御五位，以生寒暑燥湿风；人有五脏化五气，以生喜怒思忧恐。”可见天之五气运行，则产生寒暑燥湿风的变化，而人的五脏之气则与之息息相通，在气化上存在着共通规律。所以，五脏气机的活动

变化，则通过喜怒思忧恐五志表现出来。故肝之气动变则发而为怒，心之气动变则发而为喜，脾之气动变则发而为思，肺之气动变则发而为忧，肾之气动变则发而为恐，均可通过五音表现出来。至于心理活动和社会变化，可见于《诗经》。因《诗经》所选的诗，基本上反映了当时列国的风土人情和政治倾向，《诗经》的诗就是五音的典型反映，由此可从五行之理以测知其动向。如《诗经·秦风·黄鸟》有："交交黄鸟，止于棘，谁从穆公，子车奄息，维此奄息，百夫之特。临其穴，惴惴其傈，歼我良人，如可赎兮，人百其身。"其词表示了秦风强悍之音，内容更反映了朝野上下，对把子车奄息这样忠勇的大将也送去殉葬的愤怒万分之心情。《诗经·郑风·女曰鸡鸣》有："女曰鸡鸣？士曰昧旦！子兴视夜，明星有烂，将翱将翔，弋凫与雁。弋言加之，与子宜之，宜言饮酒，与子偕老。"表示了郑风柔媚，一对情侣，生活富有情趣。你看：女的催促丈夫说："鸡叫了，快起床吧？"男的说："不，天还那么黑，再睡一会吧！"于是，他们起床射凫雁！他们饮酒作乐！他们相互表示友好！推而言之！杜甫的诗忧国忧民，李白的诗豪放不拘，李清照的词《声声慢》哀怨凄婉，岳飞的词《满江红》壮怀激烈。《中国丝竹指南》指出："音性之不同，在于各音个性、声浪强弱高低之差异。其差异之点，或刚或柔，或和或促，初固无定例，要皆在于审音者辨其音性而善用之。吾尝研究之余，细辨七音音性，兹将一得之见，列表如下。"现附音性表于下（表7）。

表7 音性

宫	商	角	清角	徵	羽	变宫
上	尺	工	凡	六	五	乙
和平	悠扬	急促	悲哀	快乐	凄凉	沉郁

4. 五音太少

五音太少，"太"表示太过，"少"表示不及。至于太少相生，则用以推气运，分阴阳。纳入天干法式，则以阳干用于太音，阴干用于少音。《内经》

常以五音之律正六气之位，凡太少相同则气位相同，太少相异则气位相异。至于太少相生，则从太角起上生少徵，少徵生太宫，太宫生少商，少商生太羽，余类推。再从自然界气象来看，则“太”的阶段气流尚在天空，“少”的阶段则气流已临地面。

三、漏刻对天象的纪理

观察天体位置，确定四时气象差异，必须要有计算时间的仪器，古代先民用漏刻计算。漏刻主要利用漏水计时，用定制铜壶贮水，水上有箭形的刻度表，若水往下滴则刻度表便往上浮，以便观表上的刻度以计数。漏刻在《周礼》《黄帝内经》《隋书·天文志》中均有记载。现列各月节气昼夜不同的刻度表如下（表8）。

表8　各时昼夜刻度

节气		冬至	小寒	大寒	立春	雨水	惊蛰	春分	清明	谷雨	立夏	小满	芒种	夏至	小暑	大暑	立秋	处暑	白露	秋分	寒露	霜降	立冬	小雪	大雪
月份		十一月中	十二月节	十二月中	正月节	正月中	二月节	二月中	三月节	三月中	四月节	四月中	五月节	五月中	六月节	六月中	七月节	七月中	八月节	八月中	九月节	九月中	十月节	十月中	十一月节
漏刻刻数	昼长	四十一	四十二	四十四	四十六	四十八	五十	五十二	五十四	五十五	五十七	五十八	出卯初初期	五十九	五十八	五十七	五十五	五十三	五十一	四十九	四十七	四十五	四十三	四十二	入酉初初刻
	夜长	五十九	五十八	五十六	五十四	五	五十	四十八	四十六	四十五	四十三	四十二		四十一	四十二	四十三	四十五	四十七	四十九	五十一	五十三	五十五	五十七	五十八	

《素问·六微旨大论》更提出六气有始终早晏，当从漏刻法计算，并以颛顼历的四分法排比，现列表如下（表9）。

表9　漏刻计六气早晏时刻

岁运	天数	节气	刻始于水下	终于水数下
甲子	初六	初	1刻	87刻半
		二	87刻6分	35刻半
		三	76刻	5刻半
		四	62刻6分	50刻半
		五	51刻	37刻半
		六	37刻6分	25刻半
乙丑	六二	初	26刻	12刻半
		二	12刻6分	100刻半
		三	1刻	87刻半
		四	87刻6分	75刻半
		五	76刻	62刻半
		六	62刻6分	50刻半
丙寅	六三	初	51刻	37刻半
		二	37刻6分	25刻半
		三	26刻	12刻半
		四	12刻6分	100刻半
		五	1刻	87刻半
		六	87刻6分	75刻半
丁卯	六四	初	76刻	62刻半
		二	62刻6分	50刻半
		三	51刻	37刻半
		四	37刻6分	25刻半
		五	26刻	12刻半
		六	12刻6分	100刻半

漏刻计六气早晏时刻表，反映了古代天周数理的推步方法。古以 $365\frac{1}{4}$ 日定为 $365\frac{1}{4}$ 度，按六步平分天周，则为 $365\frac{1}{4}\times 6=60$ 度有奇。奇指 $5\frac{1}{4}$ 度，然后按漏刻法换算：

1 度（1 日）=100 刻

$5\frac{1}{4}$ 度 =525 刻

用 525 刻 ÷6 步 =87.5 刻

次对盈虚的计算：

期 =365 日 24 分 25 秒 =24 气 =360 段

段 =1 日 1 分 45 秒 26.5 毫

朔 29 日 53 分 5 秒 93 毫

每段 98 刻 43 秒 93 毫，若以 30 日计算，则为 99 刻有奇。将期与朔（30 日）之每段比较，其差为：101.45265-99=2.1 刻

则每步（60 度）应差 4.12 刻有余，故 24 步则积盈百刻，成一日之整数，故 4.12 刻有余乘 24 步等于漏水百刻。

另外，十二宫出现了寅午戌、卯未亥、辰申子、巳酉丑几处漏刻有数度相同现象，称岁气会同。计算法亦以四分法结合十二宫推步：

12 宫 ×4 次 =48 宫 ×24 步 =100 刻 =1 日周

1 宫 = 半步 =30 度

2 宫 =1 步 =60 度

如此推步，则可使数度终而复始，合于漏刻。

第三节　象数在中医运气学说上的应用

运，指五运。运，古作�，从一、从走、从卑。言运如篷车转动而行之

状，这里引申其义主要指天体运行。天体运行，古人主要分东南西北中五方观测，故称五运，五运实际就是一部古天文学所讲的内容。《玉篇》说："运者，转也、动也。"《韵会》说："五运，五行气化流转之名。"

气，指六气。气，古作氣，从气、从米。言气为火所化，米为谷之精，会其意为五谷经火蒸化而成精华之状。这里引申其义主要指应天体运行所产生的各种气象变化，总括起来有风、寒、暑、湿、燥、火六种状态，故称六气，六气实际就是一部古气象学所讲的内容。《玉篇》说："气者，候也，息也。"《素问·天元纪大论》说："寒暑燥湿风火，天之阴阳也，三阴三阳上奉之。"

一、象数与五运

盖天家对于天文的观测，主要从日月、五星着手，从对日月运行的观测，发现了阴阳的规律。《周易·系辞传》说："阴阳之义象日月。"从对五星的观测，发现了五行学说。《太玄》说："一六为水，二七为火，三八为木，四九为金，五十为土。"范望晖云："一与六共宗，在北方也；二与七为朋，在南方也；三与八成友，在东方也；四与九同道，在西方也；五与十相守，在中央也。"其余北极、北斗、列宿皆为定天体之位而设。五运，是观测者从五方以观测天象，计算方法分大运、主运、客运三方面。大运是从运来测算六十年天象变化，以及每年中天象变化的正常和反常情况；主运是测算一年中五个季节天象变化的正常情况；客运是测算一年中五个季节天象变化的反常情况。

（一）大运

大运从土运开始，按相生次序起算。土运值年，湿气为主。若太过则湿偏盛，也可火暑偏盛，因火生土，子能令母实，故火暑之气偏旺；不及则燥偏盛，因土生金，母病可以及子；也可寒偏盛，若土不制水则寒水之气旺。金运值年，燥气为主；水运直年，寒气为主；木运值年，风气为主；火运值年，暑气为主。太过、不及，均按土运之法类推。

大运以天干数推算，甲己之大运为土，乙庚为金，丙辛为水，丁壬为木，戊癸为火。例如甲己均属土运，但甲年为太过，己年为不及。又大运均按相生次序推算，每运值一年，五年一循开，二十年一纪，六十年一周。

（二）主运

主运是一年中五个时节的常令，主运以大运天象变化作为推论依据，从木运起亦按相生次序推算。

初之气，从大寒起木运，风气为主。

二之气，从春分起火运，暑气为主。

三之气，从芒种起土运，湿气为主。

四之气，从处暑起金运，燥气为主。

五之气，从立冬起水运，寒气为主。

主运每运所主时间为 73 日 5 刻。主运根据大运以配五音太少，如大运为甲年，甲年为太宫，太宫上为少徵属火，初运属木起角，木为火母，所以太角下为少徵，少徵下为太宫，太宫下为少商，少商下为太羽，余则照此按五运相生顺序类推。

（三）客运

客运是一年中五个时节天象的异常变化。客运亦以大运的年运作为初运，按相生次序推算。如大运为甲己之年为土，则客运的初运从土起推算，列表如下（表 10）。

表 10　客运起运合大运

年干＼时序	初	二	三	四	五
甲　己	土	金	水	木	火
乙　庚	金	水	木	火	土

续表

时序 年干	初	二	三	四	五
丙　辛	水	木	火	土	金
丁　壬	木	火	土	金	水
戊　癸	火	土	金	水	木

客运以五音推太过和不及，以大运年支太少起算，按相生次序推下去，列表如下（表 11）。

表 11　客运合太少五音起算

大运				客运				
				初运	二运	三运	四运	五运
土	甲	太	宫	太宫	少商	太羽	少角	太徵
	己	少		少宫	太商	少羽	太角	少徵
金	乙	太	商	太商	少羽	太角	少徵	太宫
	庚	少		少商	太羽	少角	太徵	少宫
水	丙	太	羽	太羽	少角	太徵	少宫	太商
	辛	少		少羽	太角	少徵	太宫	少商
木	丁	太	角	太角	少徵	太宫	少商	太羽
	壬	少		少角	太徵	少宫	太商	少羽
火	戊	太	徵	太徵	少宫	太商	少羽	太角
	癸	少		少徵	太宫	少商	太羽	少角

在五运的大运、主运、客运方面，均利用天干进行推算，按五行相生顺序推下去。大运从土运起算，主运从木运起算，客运则不固定，随大运逐步转移。

二、象数与六气

天地万物皆一气所化生，随季节而出现风、火、暑、湿、燥、寒六气的变化，与人息息相通，并存在着升降浮沉等共通规律，所以本六气而产生了“天人合一”学说。六气分主气、客气、客主加临。主气，以一年二十四个节气分六步以配六气。客气，推算各部异常的气候变化；客主加临，是推算每年轮转的客气，加临在固定的主气上的变化。

（一）主气

一年六气主时，固定不变，分属二十四个节气中，称为主气。每四个节气轮转一步，一年分为六步，按相生次序推算。现排列如下。

初之气，历大寒、立春、雨水、惊蛰四个节气，由厥阴风木主事，气候多风。

二之气，历春分、清明、谷雨、立夏四个节气，由少阴君火主事，气候多火。

三之气，历小满、芒种、夏至、小暑四个节气，由少阳相火主事，气候多暑。

四之气，历大暑、立秋、处暑、白露四个节气，由太阴湿土主事，气候多湿。

五之气，历秋分、寒露、霜降、立冬四个节气，由阳明燥金主事，其气多燥。

终之气，历小雪、大雪、冬至、小寒四个节气，由太阳寒水主事，其气多寒。

主气用以说明一年中气候的正常变化，将一年分六步，每步 60 日零 87 刻，六步合 365 日零 25 刻，即正常周天一转之数。

（二）客气

客气逐年变化，往来无常，可从几个方面推算。

1. 按主气顺序推

主气顺序为初之气厥阴风木，二之气少阴君火，三之气少阳相火，四之气太阴湿土，五之气阳明燥金，终之气太阳寒水。若发生未至而至（季节未至，先出现该季节气候变化）、至而不至（如应温反凉，应热反寒等）、至而太过（如本应热，但热得超过限度）、至而不去（季节已过，但原季节气候仍不改变），皆为气候反常。

2. 按司天在泉推

凡上半年当令的客气称为司天，下半年当令的客气称为在泉，凡阳司天则阴在泉，阴司天则阳在泉。司天在泉，司一年人部气流之变化，以年支配三阴三阳来推。现列简表如下，以供查对（表12）。

表12　客气司天在泉对应

年支	司天	在泉
子午之岁	少阴君火	阳明燥金
丑未之岁	太阴湿土	太阳寒水
寅申之岁	少阳相火	厥阴风木
卯酉之岁	阳明燥金	少阴君火
辰戌之岁	太阳寒水	太阴湿土
巳亥之岁	厥阴风木	少阳相火

3. 推间气法

按《素问·五运行大论》本面南、面北命位，本司天、在泉推左右间气法，以推气象可能向左侧还是向右侧发生变化，现排列如下。

（1）面北命位：厥阴在上，则左少阴，右太阳。
少阴在上，则左太阴，右厥阴。
太阴在上，则左少阳，右少阴。
少阳在上，则左阳明，右太阴。
阳明在上，则左太阳，右少阳。
太阳在上，则左厥阴，右阳明。

（2）面南命位：厥阴在上，则少阳在下，左阳明，右太阴。
少阴在上，则阳明在下，左太阳，右少阳。
太阴在上，则太阳在下，左厥阴，右阳明。
少阳在上，则厥阴在下，左少阴，右太阳。
阳阳在上，则少阴在下，左太阴，右厥阴。
太阳在上，则太阴在下，左少阳，右少阴。

（三）客主加临

凡每年轮转的客气，加临在固定不变的主气上，称为客主加临。客主加临有三种情况：

客气胜主气为顺，气候变化小，发病轻浅。

主气胜客气为逆，气候变化大，发病深重。

同气加临为甚，气候变化烈，发病危急。

第一，顺逆可按五行生克来推，如客气司天生主气或克主气为顺；主气司天生客气或克客气为逆。

第二，可按君臣之位来推，君位臣为顺，如客气少阴君火加临于主气少阳相火为顺；主气少阳火加临于客气少阴君火为逆。

第三，同气相加，如主气、客气都是少阳相火则为同气，气候变化剧烈，发病危急。

此外，还将运气结合推算，天干起运，地支取气，以顺化、天刑、小逆、不和、天符各占十二年，以推六十年的顺逆凶。顺化为气生运，天刑为气克运，均为顺；小逆运生气，不和运克气，均为逆；天符运气相同，为凶。更进一步推天符、岁会、太乙天符等。

五运六气，从中医学的角度来说，主要是阴阳五行、天人合一等理论的客观依据，《黄帝内经》引入了这一理论，在几个大论中详述了古代运用象数来观测和纪理的内容，但这些皆以天象变化为依据，不是纯用甲子、五音太少来推。宋以后有医家则纯用数字来推，完全脱离具体天象，倒果为因，就把五运六气学说搞得似是而非了。旧运气学说完全偏离了《内经》的原则，把一部讲自然与人体健康、疾病相结合的学说，局限在甲子、五音太少的狭小范围内，这就把运气学说置于无用之地。气候和疾病绝不可能按机械的甲子周期（六十年）来重复再现，何况天地之大，世界之广，各地气候之复杂，怎么可能仅用甲子、五音便推出六十年的天时民病呢，这种推论，实际上把五运六气的研究引向歧路。现在我们应恢复五运六气的本来面目，明确研究五运六气的目的。《内经》就对这些问题做过辨论，指出运气必须结合具体天象，不能纯从数字去推。《素问·五运行大论》说："黄帝坐明堂，始正天纲，临观八极，考建五常，请天师而问之曰：论言天地之动静，神明为之纪，阴阳之升降，寒暑彰其兆，余闻五运之数于夫子，夫子之所言，正五气之各主岁尔，……不合阴阳，其故何也？岐伯曰：是明道也，此天地之阴阳也。夫数之可数者，人中之阴阳也，然所合，数之所得者也。夫阴阳者，数之可十，推之可百，数之可千，推之可万，天地阴阳者，不以数推，以象之谓也。"这就是说，五运六气皆有自己的天象，数是为了纪理具体天象的，而天象不是从数理中就可以推算出来的，一切都要以天象为准来计算，脱离了具体天象去推论就不切实际，那就毫无意义了。

第三章 象数与中医脏腑经络

3

中医的脏腑学说、经络学说，是建立在五运六气、天人合一、阴阳五行等理论基础上的，而且把象数的内容融入它的学说中，所以《黄帝内经》称脏腑学说为“藏象”。经络学说的子午流注、灵龟八法则与数理密切结合起来，所以象数与中医脏腑经络皆有不可分割的关系。《素问·阴阳应象大论》指出：“上古圣人，论理人形，列别脏腑，端络经脉……四时阴阳，尽有经纪。”也就是说，古人论述人体形态结构，辨别五脏六腑，详述内外经脉，并与四时的阴阳变化结合起来，都有一定形态可观，一定数理可据。以下分象数与脏腑、象数与经络两节来谈。

第一节 象数与脏腑

中国古代文化发达甚早，而且十分重视理论联系实际，中医学在天人合一、阴阳五行等理论指导下，建立起了五脏体系，认为天人之间不仅气化相通，息息相关，而且存在着共通规律，因此把自然界的象数之理法贯穿入五脏体系中，称之为“藏象”学说。藏通脏，指五脏，五脏体系中的各脏器皆有象可见，而且人体的解剖、生理、病理之象，以及它的气化活动，皆与自然界之象相应，如肝气通于春、心气通于夏、肺气通于秋、肾气通于冬、脾胃通于长夏土气等。而且《内经》《难经》已对脏腑的形态、大小、容量及生理功能，都做了描述，并提高到理论高度来认识。清代王清任，在没有弄清《内经》的根底前，武断地认为古人的脏腑之说都是凭空设想，他自己观察了几十具尸体，便对医林进行“改错”，结果有的越改越错。本节将按五脏体系，详述脏腑与象数结合的具体内容。

一、肺与大肠

前人对肺脏的描述是：肺，位于胸中，当两乳之间，状如五脏之华盖。重三斤三两，六叶两耳，今解剖所见，左二右三，只有五叶。肺上有空管，名喉咙，与咽管并立，合于会厌而出于鼻；肺之下部垂于横膈上。《灵枢·忧恚无言》说："喉咙者，气之所以上下者也。"《难经·四十二难》说："肺重三斤三两，六叶两耳，凡八叶。"《千金要方·肺脏脉论》说："肺为五脏之华盖。……外主气，内主胸，与乳相当。"上述乃一般人的标准，其禀赋特殊者，则有大小、高下、坚脆、偏正之不同，古人从皮肤纹理色泽及肩膺背腋之外形以辨之。《灵枢·本脏》说："白色小理者，肺小；粗理者，肺大。巨肩反膺陷喉者，肺高；合腋张胁者，肺大。好肩背厚者，肺坚；肩背薄者，肺脆。背膺厚者，肺端正。胁偏疏者，肺偏倾也。"

肺与大肠相表里，一气相通。大肠包括回肠和广肠，回肠当脐，左回环十六曲，大四寸，径一寸寸之少半，长二丈一尺。广肠附脊，接回肠，左环而下，大八寸，径二寸寸之大半，长二尺八寸（《灵枢·肠胃》）。

二、心与小肠

心居胸中，在左乳下，形如锥体，外有包络围护，肺罩其上。重十二两，有七孔三毛。《难经·四十二难》说："心重十二两，中有七孔三毛，盛精汁三合。"禀赋特殊者，有高下、坚脆之不同，可从皮肤、髑骭（即胸骨，一指鸠尾穴）辨之。《灵枢·本脏》说："赤色小理者，心小；粗理者，心大。无髑骭者，心高；髑骭小短举者，心下。"

心与小肠相表里，气化相通，小肠后附脊，环回十六曲，大二寸半，径八分分之少半，长三丈二尺（《灵枢·肠胃》）。

三、脾与胃

脾傍胃而居，半贴胃底，形状扁平，广三寸，长五寸，重二斤三两。胃呈半月形，大弯偏于左侧，上口名贲门，与咽管连接；下口名幽门，通于小肠。胃有大络似牛舌，名曰大包，又称散膏，重半斤（似指胰腺）。《难经·四十二难》说："脾重二斤三两，扁广三寸，长五寸，有散膏半斤。"脾之高下、坚脆、偏正验之于唇。《灵枢·本脏》说："黄色小理者，脾小；粗理者，脾大。揭唇者，脾高；唇下纵者，脾下。唇坚者，脾坚；唇大而不坚者，脾脆。唇上下好者，脾端正；唇偏举者，脾偏倾也。"

胃迂回曲屈，伸之，长二尺六寸，大一尺五寸，径五寸，大容三斗五升（《灵枢·肠胃》）。

从口至魄门，长六丈零四寸四分，回环三十二曲。唇至齿，长九分，口广二寸半；齿以后至会厌，深三寸半，大容五合；舌重十两，长七寸，广二寸半；咽门重十两，广一寸半，至胃长一尺六寸（《灵枢·肠胃》）。

四、肝与胆

肝居右胁下，古言七叶，今解剖所见，只有四叶。肝体上接近肺，下贯横膈右胁间，重二斤四两。《难经·四十二难》说："肝重四斤四两，左三叶，右四叶，凡七叶。"肝之大小、高下、坚脆、偏正，可从皮肤纹理、胸、胁、膺、腹等观测。《灵枢·本脏》说："青色小理者，肝小；粗理者，肝大。广胸反骹者，肝高；合胁兔骹者，肝下。胸胁好者，肝坚；胁骨弱者，肝脆。膺腹好相得者，肝端正；胁骨偏举者，肝偏倾也。"

肝合胆，体相连，胆附于肝之短叶中，重三两三铢，长三寸三分，盛精汁三合（《难经·四十二难》）。

五、肾与膀胱

肾在背脊十四椎旁，左右各一，重一斤一两。《难经·四十二难》说："肾有两枚，重一斤一两。"肾之大小、高下、坚脆、偏正，可验之于皮肤纹理及耳之外形。《灵枢·本脏》说："黑色小理者，肾小；粗理者，肾大。高耳者，肾高；耳后陷者，肾下。耳坚者，肾坚；耳薄不坚者，肾脆。耳好前居牙车者，肾端正；耳偏高者，肾偏倾也。”

肾与膀胱相表里，气化相通，膀胱重九两二铢，纵广九寸，盛溺九升九合，口广二寸半（《难经·四十二难》）。

第二节 象数与其他中医解剖生理

《黄帝内经》首先提出了“解剖”一词。如《灵枢·经水》说：“若夫八尺之士，皮肉在此，外可度量切循而得之，其死可解剖而视之。其脏之坚脆，腑之大小，谷之多少，脉之长短，血之清浊，气之多少，十二经之多血少气，与其少血多气，与其皆多血气，与其皆少血气，皆有大数。”由此可以看出，《内经》是古代医家实践的总结，包括在解剖生理方面，莫不象数并重，既有形象的具体描述，又有数据的统计。后世的医家，避难就易，不重视基础理论的研究，加之日久年湮，文字隔阂，所以《内经》解剖生理的象数学，便渐渐失传了。

由于时代不同，所用尺度也不一致，后世医家又无法印证，皆以不合今制而产生怀疑。例如“八尺之士”，以今尺来量，绝少八市尺高的人，但周尺1尺的长度大约为0.227米，8尺长度为1.8115米，为当时高身材的人。至于一般身材的人，《内经》另有论述。《灵枢·骨度》说：“黄帝曰：愿闻众人之度？人长七尺五寸者。”这里指出了七尺五寸才是当时一般人的高度的标准，恰合现代1.7025米。下面将分生长衰老过程的表现及其数理统计、五态之人的表现、经脉长度及体表骨度、营卫运行度数等几方面来介绍。

一、生长衰老过程的表现及其数理统计

《灵枢·天年》以十年为一个变化阶段，从生理上论述了人生百年的自然寿限，认为天人之间存在着共通规律，人生亦常按河图十数的规律在发展，所以每十年就会发生一次显著的变化，因数极于十，所以每十年亦可在体态、性格和内脏上出现衰老的特点。10～40岁为从生到长的阶段；从50～100岁为从衰到老的阶段，衰老又从肝开始而心、脾、肺、肾，按相生次序进行，最后五脏皆虚而死。《灵枢·天年》原文说："人生十岁，五脏始定，血气已通，其气在下，故好走。"因人长到十岁，不仅五脏健全，气血畅通，而且肾中真气亦旺于下，肾主骨，为作强之官，故表现为喜动好跑的生理特点。"二十岁，血气始盛，肌肉方长，故好趋。"人到二十岁，气血旺盛，肌肉结实，所以身体敏捷矫健，走路很快。"三十岁，五脏大定，肌肉坚固，血脉盛满，故好步。"人到三十岁，五脏已发育健全，肌肉丰满，血脉充盛，所以步履稳重，爱好从容不迫地行走。"四十岁，五脏六腑、十二经脉，皆大盛以平定，腠理始疏，荣华颓落，发颇斑白，平盛不摇，故好坐。"人到四十岁的时候，脏腑肢体发展到了极限，身体衰减也就开始了，腠理疏松，面容憔悴，头发也开始花白了，精力已消耗了将近一半，故容易疲倦而好坐。"五十岁，肝气始衰，肝叶始薄，胆汁始减，目始不明。"人到五十岁，肝脏开始衰老，不仅肝气变虚，而且肝叶变薄，胆汁减少，视力也开始衰退了。"六十岁，心气始衰，苦忧悲，血气懈惰。"人到六十岁，心气开始衰弱了，经常出现忧愁悲伤的情绪，因气血不足而时感倦怠。"七十岁，脾气虚，皮肤枯。"人到七十岁，脾脏之气开始衰弱，皮肤也干枯不泽。"八十岁，肺气衰，魄离，故言善误。"人到八十岁，肺气大虚，魄气离散，神思恍惚，所以说话颠三倒四，经常语误。"九十岁，肾气焦，四脏经脉空虚。"人到九十岁，肾气枯焦，肝、心、脾、肺四脏气血也空虚了。"百岁，五脏皆虚，神气皆去，形骸独居而终矣。"人生百岁，五脏气血都空虚了，储藏的神气亦消耗完了，只剩一个空的躯壳，而终尽其应活的天年。现列表

如下（表13）。

表13　百岁生长衰老查化

年龄	身体变化	形态活动
10	五脏始定，血气已通，其气在下	好走
20	血气始盛，肌肉方长	好趋
30	五脏大定，肌肉坚固，血脉盛满	好步
40	脏腑经脉皆大盛平定，腠理始疏，荣华颓落，发颇斑白	好坐
50	肝气衰，肝叶薄，胆汁始减	目不明
60	心气衰，苦忧悲，血气懈惰	好卧
70	脾气虚	皮肤枯
80	肺气衰，魄离	言善误
90	肾气焦	四脏经脉空虚
100	五脏皆虚，神气去	形骸独居而终矣

《素问·上古天真论》还论述了两性与生长衰老的关系。如说：“女子七岁，肾气盛，齿更发长；二七而天癸至，任脉通，太冲脉盛，月事以时下，故有子；三七肾气平均，故真牙生而长极；四七筋骨坚，发长极，身体盛壮；五七阳明脉衰，面始焦，发始堕；六七三阳脉衰于上，面皆焦，发始白；七七任脉虚，太冲脉衰少，天癸竭，地道不通，故形坏而无子也。丈夫八岁，肾气实，发长齿更；二八肾气盛，天癸至，精气溢泻，阴阳和，故能有子；三八肾气平均，筋骨劲强，故真牙生而长极；四八筋骨隆盛，肌肉满壮；五八肾气衰，发堕齿槁；六八阳气衰竭于上，面焦，发鬓颁白；七八肝气衰，筋不能动，天癸竭，精少，肾气衰，形体皆极，则齿发去。”上述

男女生长衰老过程，《内经》以“七损八益”四个字概括之。女子从一七到四七，男子从一八到四八，皆为人体生长阶段，合之称为“八益”；女子从五七到七七，男子从五八到八八，为人体走向衰老阶段，所以合之称为“七损”。本文谈到了肾中天癸，包括了人体有关生长和生殖功能的特殊物质，它的盛衰，关系到人体的发育成熟与衰老。根据男女肾气盛衰，又可分为三个阶段来谈：女子一七至二七，男子一八至二八，为发育期，由肾气盛实之齿更发长，至天癸至之月事时下、精气溢泻，均为人体处于发育阶段。女子三七至四七，男子三八到四八，为壮盛期，肾气达到了极盛阶段，所以筋骨坚强、肌肉丰满，以上男女均处于益的过程中。女子从五七到七七，男子从五八到八八，为衰老期，肾气衰，天癸竭，女子地道不通，男子阳事大衰。再从数理来说，女子用七，七七四十九，本大衍之数五十，其用四十有九；男子用八，八八六十四，本太乙下九宫之八卦数。再从生理之象来说，七七、八八周期的每一阶段，都有不同的生理现象的变化。由此可见，象数在中医生理学中的应用了。

二、五型、五态之人的表现

古代医家运用象数之学，发现由于人的禀赋不同，便可出现不同的体态和思想类型，包括会出现肤色、体形、性格、适应环境方面的差异。如《灵枢·阴阳二十五人》结合五色、五音分出二十五种人的特性，但正者（标准者）也只有五型。

木形人以木音中的上角为正，他的特征是肤色青，头小，面长，肩背宽大，身直，手足小，耐春夏不耐秋冬，秋冬易感病邪，这是他的生理之象。他的思想类型为“多才，好劳心，少力，多忧劳于事”。即言木形人有才智，好用心机，多忧劳于事务，体力不强。其余禀木气之偏者有四：太角之人相貌雍容而态度谦下；左角之人随和而顺从；钛（音地）角之人努力而进取；判角之人正直而不阿。

火形人以火音中的上征为正，他的特征是肤色赤，齿根宽广，颜面瘦小，头小肩背髀腹发育匀称好看，手足小，步履急速，行时身摇，肩背肌肉丰满，颜色好，但不能享长寿，多暴死，耐春夏不耐秋冬，秋冬易感外邪而生病，这是他的生理之象。他的思想类型则表现为“有气轻财，少信多虑，见事明，……急心”。即言火形人心性急躁，轻财而有气魄，但少信用，多忧虑，对事物观察和分析很敏锐、很精明。其余禀火性之偏者有四：太徵之人，为人光明正大而明白事理；少徵之人则多疑；右徵之人勇猛而不甘落后；判徵之人多乐观，怡然自得而无忧愁烦恼。

土形人以土音中的上宫为正，他的特征为肤色黄，肩背丰满而健美，腹大，手足大，下肢腿胫健壮，肌肉丰满，全身各部匀称，耐秋冬不耐春夏，春夏易感外邪生病，这是他的生理之象。他的思想类型表现为“行安定，举足浮，安心，好利人，不喜权势，善附人也，……足太阴敦敦然”。即言土形人步履稳重，做事足以取信于人，人安静，不急躁，好帮助别人，不争夺权势，诚恳忠厚，善于团结人。其余禀土气之偏者有四：太宫之人，多平和而柔顺；加宫之人，神情喜悦快活；少宫之人，多灵活机圆；左宫之人，多独立而不动摇。

金形人以金音中的上商为正，他的特征是肤色白，小肩背，小腹，小手足，足跟坚壮，行动轻快，耐秋冬不耐春夏，春夏易感外邪生病，这是他的生理之象。他的思想类型则表现为“身廉洁，急心，静悍，善为吏治”。即言金形人禀性廉洁，性急，不静则动，动则猛悍异常，刻薄寡恩，明于吏治。其余禀金气之偏者有四：钛商之人，廉洁自守；左商之人，美俊而潇洒；右商之人，善于明察是非；少商之人，威严而庄重。

水形人以水音中的上羽为正，他的特点是肤色黑，面多皱纹，大头，颐部宽广，两肩小，腹部大，手足喜动，行路时摇摆身体，尻骨较长，脊背亦长，耐秋冬不耐春夏，春夏易感外邪而生病，这是他的生理之象。他的思想类型表现为“不敬畏，善欺绐人，戮死，……足少阴汗汗然”。即言水形人对人既不恭敬又藐视人，善于卑下。其余禀水性之偏者有四：太羽之人，神情扬扬自得；少羽之人，心情经常抑郁不舒；众羽之人，文静而如水清澈；

桎羽之人，其身如被桎梏而不能随便活动。

以上从五行、五音出发，分五行之人为二十五种，每一行中都有一种禀赋本气最全的人为标准。并以五音分类每一行之人，以观测其生理、病理和心理活动之象，从中以了解人的体质对内外环境的适应能力，以便异中求同，同中求异，因人制宜，区别对待。张景岳在《类经》总结说："此以木火土金水五形之人，而复各分其左右上下，是于各形之中，而又悉其太少之义耳，总皆发明禀赋之异，而示人以变化之不同也。"

《灵枢·通天》还提出了五态之人的意识和性格等，这可以说是中医心理学最早的完整记载。五态之人代表着五种特殊类型，它不包括在阴阳二十五人之内，因为阴阳二十五人所述内容指的是一般的情况。如《灵枢·通天》指出："众人之属，不如五态之人者，故五五二十五人，而五态之人不与焉，五态之人，尤不合于众者也。"因此，《通天》篇按人的禀赋将人分为太阴、少阴、太阳、少阳、阴阳和平等五种类型，分别描述了他们在意识、性格上的特征。并认为人体的素质有阴阳气血偏多偏少之分，而这种差异皆出于天赋，所以篇名"通天"。下面就分五型介绍。

原文说："太阴之人，贪而不仁，下齐湛湛，好内而恶出，心抑而不发，不务于时，动而后之。"又说："太阴之人，其状黮黮（音珍）然黑色，念然下意，临临然长大，腘然未偻。"这就是说，太阴型的人，贪婪而无爱心，表面谦虚，假装正经，内心却深藏阴险，好得恶失，喜怒不形于色，不识时务，只知利己，行动上惯用后发制人的手段，这便是他们的性格。至于他们的姿态，则面色阴沉黑暗而假意谦虚，身体高大而并非佝偻，可是卑躬屈膝，但对下又故作姿态。

原文说："少阴之人，小贪而贼心，见人有亡，常若有得，好伤好害；见人有荣，乃反愠怒，心疾而无恩。"又说："少阴之人，其状清然窃然，固以阴贼，立而躁崄，行而似伏。"这就是说，少阴型的人，喜贪小利，暗藏贼心，见到别人有了损失，好像自己得到了什么似的，感到满足，有幸灾乐祸心理，好搞破坏来伤害人。见到人家有了荣誉，反而感到气愤，心怀忌妒，对人毫无恩情，这便是他们的性格。至于他们的姿态，外貌好像清高，但是行动鬼鬼祟祟，偷偷摸摸，深怀阴险害人之贼心，站立时躁动不安，走路时似伏身向前。

原文说："太阳之人，居处于于，好言大事，无能而虚说，志发于四野，举措不顾是非，为事如常自用，事虽败而常无悔。"又说："太阳之人，其状轩轩储储，反身折腘。"这就是说，太阳型的人，生活处处表现自己而扬扬自得，好说大话，但并没有能力，言过其实，好高骛远，作风草率，不顾是非，常常意气用事，过于自信，虽然遭到失败，也不知悔改，这便是他们的性格。至于他们的姿态，外貌表现高傲自满，仰腰挺腹，好像身躯向后反张和两腘向后曲折那样。

原文说："少阳之人，諟谛好自贵，有小小官，则高自宣，好为外交，而不内附。"又说："少阳之人，其状立则好仰，行则好摇，其两臂两肘，则常出于背。"这就是说，少阳型的人，做事精审，很有自尊心，稍有小小的地位，就过高地自我宣传，善于对外交际，不愿默默无闻，埋头工作，这便是他们的性格。至于他们的姿态，在站立时惯于把头扬得很高，行走时善于摇摆身体，常常反挽其手于背后，喜欢把两臂两肘露出在外。

原文说："阴阳和平之人，居处安静，无为惧惧，无为欣欣，婉然从物，或与不争，与时变化，尊则谦谦，谭而不治。"又说："其状委委然，随随然，颙颙然，愉愉然，𬌗𬌗然，豆豆然，众人皆曰君子。"这就是说，阴阳和平类型的人，生活安静自处，不介意个人名利，心安而无所畏惧，寡欲而无过分之喜，顺从事物发展的正常规律。遇事不与人争，善于适应形势变化，地位虽高但很谦虚，以理服人，而不是用手段压服人，具有极好的治理才能，这便是他们的性格。至于他们的姿态，外貌从容稳重，举止大方，性格和顺，善于适应环境，态度严肃，品行端正，待人和蔼，目光慈祥，作风光明磊落，举止有度，处事条理分明，为众人所尊敬和夸赞。

以上阴阳二十五人及五型、五态之人，归之则皆有象有数，推之则天地人物皆备于中。从表现之态便可推测其性格，亦如六十四卦之卦象，可概括宇宙一切形形色色的不同类型的事物变化一样。归纳起来，则不外阴阳五行而已，推广开来，则宇宙万象皆备于中，其象虽异，原理则相同，学者举一反三可也。

三、骨度骨数及经脉长度

人身有二十八脉，皆有一定长度；骨骼也有定数，体表骨度在《内经》的记载中也有相对固定的长度，现分项简述如下。

（一）骨度

《灵枢》对体表骨度是用“同身寸”来度量的，即以左手中指第二节，对准弯曲的横纹两端的距离为一寸，称“同身寸”。此法，可切循度量人体骨度，以测知内脏高下、经穴部位，为针灸时所用，这是极古的人体解剖测量。近代测得“同身寸”一寸的厘米数，除个别地方外，均基本符合现代尺度。周尺长度现代说法不一：何爱华提出战国时一尺，折合现代长度为 19.91cm；张瑞麟推算为 19.7cm。赵思俭提出为 22.7cm。彼此差距很大，难以确定哪一种尺度正确，所以还不如采用“同身寸”法。关于同身寸法的记载，见《灵枢·骨度》说：“头之大骨，围二尺六寸，……发以下至颐长一尺……结喉以下至缺盆中长四寸，缺盆以下至髑骬长九寸……髑骬以下至天枢长八寸……天枢以下至横骨长六寸半……横骨长六寸半，横骨上廉以下至内辅之上廉，长一尺八寸，内辅之上廉以下至下廉长三寸半。内辅下廉下至内踝，长一尺三寸，内踝以下至地长三寸。膝腘以下至跗属，长一尺六寸，跗属以下至地长三寸。……角以下至柱骨，长一尺，行腋中不见者，长四寸。腋以下至季胁，长一尺二寸；季胁以下至髀枢，长六寸；髀枢以下至膝中，长一尺九寸；膝以下至外踝，长一尺六寸；外踝以下至京骨，长三寸；京骨以下至地，长一寸。耳后当完骨者，广九寸；耳前当耳门者，广一尺三寸。两颧之间相去七寸；两乳之间广九寸半；两髀之间广六寸半。足长一尺二寸，广四寸半。肩至肘长一尺七寸；肘至腕长一尺二寸半；腕至中指本节长四寸；本节至其末长四寸半。项发以下至背骨，长二寸半；膂骨以下至尾骶二十一节，长三尺。上节长一寸四分分之一，奇分在下，故上七节至于膂骨九寸八分分之七。”《灵枢》用“同身寸”所测量的骨度，一般均与现代针灸所用尺寸相符，仅有少量地方不同，针灸学上已做了修正。

（二）骨数

人体之骨，《内经》中有三百六十五节，皆有名称可考，宋代《圣济总录》记载最详，将人体之骨分头部、胸背部、上肢部、胁肋及下肢部四大部分。头部有三十一骨名，七十二骨数；胸背部有二十八骨名，九十七骨数；上肢部有十四骨名，六十骨数；胁肋及下肢部有二十八骨名，一百三十六骨数。总其骨的名称一百零一个，骨之总数为三百六十五个，以应周天三百六十五度。女子比男子少四骨名、五骨数，头部少顶威骨一；胸部少左洞骨，右棚骨各一；下肢部少初步骨，左右各一，总计女有九十七骨名，三百六十骨数。

（三）经脉长度

经脉长度在《灵枢》中有详细记载。《灵枢·五十营》说：“人经脉上下、左右、前后，二十八脉，周身十六丈二尺。”《灵枢·脉度》说：“手之六阳，从手至头，长五尺，五六三丈；手之六阴，从手至胸中，三尺五寸，三六一丈八尺，五六三尺，合二丈一尺。足之六阳，从足上至头，八尺，六八四丈八尺；足之六阴，从足至胸中，六尺五寸，六六三丈六尺，五六三尺，合三丈九尺。跻脉从足至目，七尺五寸，二七一丈四尺，二五一尺，合一丈五尺。督脉、任脉各四尺五寸，二四八尺，二五一尺，合九尺。凡都合十六丈二尺，此气之大经隧也。”以上就是周身二十八脉，长度总合十六丈二尺之数。

四、营卫运行度数

营卫运行度数，古人结合天度、漏刻、呼吸来计算，内容见《灵枢·五十营》和《灵枢·卫气行》。《灵枢·五十营》介绍了人体营气五十周次于身的情况。《灵枢·卫气行》介绍了卫气在人体运行五十周的情况。在此还须交代一个问题，营卫之气均各有三类，功用各不相同。就营气而言，除五十营而外，还有精专之营、各部之营；至于卫气，亦有与五十营偕行之卫气，还有单独运行的卫气，以及标本卫气等。再根据《灵枢·营卫生会》记载，营卫运行的起止点是不相同的：太阴主内，营气运行始于手太阴肺，经胃上口、咽、膈、胸中、腋下，依次行于阴二十五度，行于阳二十五度，复合于手太阴肺。太阳主外，卫气运行始于足太阳膀胱经，经小肠、胆、三焦、胃、大肠，依次行于阴二十五度，行于阳二十五度，复合于足太阳膀胱经。夜半各五十周大会于阴分，命曰"合阴"。只营行脉中，卫行脉外，相互偕行。

（一）五十营

五十营见于《灵枢》，如说："天周二十八宿，宿三十六分，人气行一周，千八分。日行二十八宿，人经脉上下、左右、前后二十八脉，周身十六丈二尺，以应二十八宿，漏水下百刻，以分昼夜。故人一呼，脉再动，气行三寸，一吸，脉亦再动，气行三寸，呼吸定息，气行六寸。十息，气行六尺；二十七息，气行一丈六尺二寸，日行二分。二百七十息，气行十六丈二尺，气行交通于中，一周于身，下水二刻，日行二十分有奇。五百四十息，气行再周于身，下水四刻，日行四十分有奇。二千七百息，气行十周于身，下水二十刻，日行五宿二十分。一万三千五百息，气行五十营于身，水下百刻，日行二十八宿，漏水皆尽，脉终矣。所谓交通者，并行一数也，故五十营备，得尽天地之寿矣，气凡行八百一十丈也。"下附五十营运行表（表14），并将其计算常数分述于后。

表 14　五十营运行

呼吸息数	脉行长度	日行度数	上合宿度	气行周效	漏下刻数
1 息	6 寸				
10 息	6 尺				
27 息	1 丈 6 尺 2 寸 2 分有奇				
270 息	16 丈 2 尺	20 分有奇	1 周	2 刻	
2700 息	162 丈	200 分有奇	5 宿 20 分	10 周	20 刻
13500 息	810 丈	1008 分	28 宿	28 周	50 刻
27000 息	1620 丈	昼夜各行 1008 分	50 周 100 刻		

说明：

1. 五十营的计算，仍本盖天派的天文观，半面半面地看，营气昼行于阳二十五度，呼吸一万三千五百息，夜行于阴二十五度，呼吸又一万三千五百息，一昼夜五十周次于身，为二万七千息，脉行十六丈二尺，漏水下百刻。

2. 一呼一吸为 1 息，脉行 6 寸；10 息行 6 尺，27 息行 1 丈 6 尺 2 寸；270 息行 16 丈 2 尺；2700 息行 162 丈。一天六个时辰计 13500 息，脉行 810 丈，这是约数，与现代观察计算大体相符。今测知每分钟 18 次呼吸，一小时 1080 次呼吸，一昼夜十二时辰，计 12960 息，与古人 13500 息略有出入。这就是说，古人是按每分钟约 19 次（18.75）呼吸计算的，十二小时为 13500 次呼吸，二十四小时 27000 次呼吸，即 27000 息，则脉行两个 810 丈了。

3. 漏水百刻，1 刻 60 分，100 刻 6000 分，以 6000 分除以 12 时辰，则每个时辰得 500 分，一昼夜 12 时辰合 96 刻 240 分，即百刻之数。

4. 日行度数，以 20 分有奇，气行 1 周，漏水下 2 刻；200 分有奇，气行10周，合5宿20分，漏水下20刻；1008分，气行25周，合28宿所行度数，漏水下50刻；一昼夜营气运行50周次，漏水始下百刻。

5. 时令、时辰、脏腑、卦象皆与营气运行的度数相合，现将每日十二时辰脉行丈尺部位录下以供参考。

寅时行于子，子居正北坎位，为肾脏。肾乃一阳初生，一阳复卦也，其节为大雪、冬至，气行12351息，脉行742丈5尺。

卯时行于亥，亥居西北乾位，为膀胱。膀胱为六阴，六阴坤卦也，其节为立冬、小雪，气行11250息，脉行675丈。

辰时行于戌，戌居西北乾位，为胃腑。胃腑五阴在下，一阳在上，剥卦也，其节为寒露、霜降，气行11250息，脉行675丈。

巳时行于酉，酉居正西兑位，为肺脏。肺乃四阴观卦，其节为白露、秋分，气行9000息，脉行540丈。

午时行于申，申居西南坤位，为三焦。三焦三阴在下否卦，其节为立秋、处暑，气行78175息，脉行472丈5尺。

未时行于未，未居西南坤位，为小肠。小肠二阴遯卦，其节小暑、大暑，气行6750息，脉行405丈。

申时行于午，午居正南离位，为心脏。心乃一阴初生，姤卦也，其节为芒种、夏至，气行5625息，脉行372丈5尺。

酉时行于巳，巳居东南巽位，为包络。包络乃六阳乾卦，其节为立夏、小满，气行1500息，脉行270丈。

戌时行于辰，辰居东南巽位，为大肠。大肠为五阳央卦，其节为清明、谷雨，气行3375息，脉行202丈5尺。

亥时行于卯，卯居正东正位，为肝脏。肝乃四阴为大壮，其节为惊蛰、春分，气行2250息，脉行135丈。

子时行于寅，寅居东北艮位，为胆腑。胆为三阳开泰，其节为立春、雨水，气行1135息，脉行67丈5尺。

丑时行于丑，丑居东北艮位，为脾脏，脾乃二阳临卦，其节小寒、大寒，气行 13500 息，脉行 810 丈。

以上五十营的运行，周而复始，阴阳相贯，如环无端，必须善于掌握它的始终点。

（二）卫气行

营行脉中，卫行脉外，卫气一昼夜在人体亦运行五十周次，亦涉及经脉起止，二十八舍，漏下百刻，昼夜各半周天，十四舍，水下五十刻等。从太阳开始，经少阳、阳明、阴分，又从太阳开始，每环转一宿，水下三又七分之四刻，这样与天体配合，周行不已。《灵枢·卫气行》说："岁有十二月，日有十二辰，子午为经，卯酉为纬，天周二十八宿，而一面七星，四七二十八星，房昴为纬，虚张为经。是故，房至毕为阳，昴至心为阴，阳主昼，阴主夜。故卫气之行，一日一夜五十周于身，昼日行于阳二十五周，夜行于阴二十五周，周于五脏。""大要常以日之加于宿上也，人气在太阳，是故日行一舍，人气行三阳与阴分，常如是无已，与天地同纪，纷纷盼盼（音巴），终而复始，一日一夜水下百刻而尽矣。"也就是说，一年有十二个月，一天有十二个时辰，子午分别位于南北，成竖线为经，卯酉分别位于东西，成横线为纬。天周有二十八星宿，分别在东南西北四方，每方各有七宿，四方合共二十八宿。房宿居东方，昴宿居西方，所以房昴为纬；虚宿居北方，张宿居南方，所以虚张为经。若将二十八宿放在圆周上，从东方的房宿，至西方的毕宿，上半周天共十四宿，其位置和时间与十二地支中的卯、辰、巳、午、未、申有关，这六个地支所主的时辰是白昼属阳，所以从房至毕为阳。从西方的昴宿，至东方的心宿，共十四宿，其位置和时间与十二地支中的酉、戌、亥、子、丑、寅有关，这六个地支所主的时辰是夜晚属阴，所以从昴至心为阴。人身卫气的运行也与之相应，在一日一夜中，要循行于全身五十周次，并周行于五脏之间。最后，又说通常是在日行到一宿刚过、下一宿开始的时候，卫气也恰恰运行在手足太阳经，而每当转完一宿的时间，卫气也恰恰运行过三阳与阴分，再至日行到下一宿，卫气再次回到手足太阳经，这样周行不已，同自然界天体的运行有规律地配合着。卫气在人体的运行，一周接着一周，终而复始，一日一夜水下百刻的时间内，在体内运行完五十周次。

综上所述，举凡骨度、骨之数目、经脉长度、营卫运行度数，中医皆有具体的统计，不是凭空杜撰。只要我们实际考察、研究一下，不难看出象数在脏腑学说中的广泛应用了。

第三节 象数与经络

经，径也，原意是路径的意思，指大而直行、深而在里的主干；络，网也，原意是网罗的意思，即小而横斜、浅而在表的分支。《类经》描述经络之象说："经即大地之江河，络犹原野之百川。"经络有正、有奇、有阴、有阳。正经有十二经脉、十二经别、十二经筋；正络有十二大络、十二别络、十二皮部。此外，脾经还多了一条大络。奇经有任脉、督脉、冲脉、带脉；奇络有任督大络、阴跷、阳跷、阴维、阳维，都有定数可计。

经络系统的形成，在古代是从宏观的角度来研究的。经络不是人体独立存在的解剖实体，而是功能单位，这从十二正经的命名，便可得到证明。它把肢体、脏腑及其间的气化活动贯串在一起，形成每一经的体系，便于医家了解其生理病理之象，按经络度数采取针灸或药物治疗。如手少阴心经、足太阳膀胱经，都是由几个体系综合形成：手足，代表肢体，包括肢体皮、脉、肉、筋、骨的内容；太少明厥，表示阴阳之气的多少；阴阳，表示气的性质，与太少明厥结起来，还表示气化过程的六个阶段，与六气结合起来，更显示了各阶段的病理变化；心、膀胱，表示本体系与内在脏腑的关系；经，表示已将肢体、脏腑及其气化活动过程都贯串在这一体系中，以便于医家的掌握与运用，它的内容都是象数兼赅的。

十四正经皆有腧穴，腧穴在人体分布有一定部位，皆有象可见，有数可查；此外还有经外奇穴若干，一般皆以骨度之法定位；还有同身寸法、体表标志法和经验取穴法等，都必须以象数为基础。另外，在十四经腧穴中，还形成了特定穴，如五输穴、原络穴、俞募穴、八会穴等。

在针灸学中，全面利用象数的，要数子午流注和灵龟八法了，现分述如下。

一、子午流注

子午流注是针灸学取穴的一种特殊方法，它在阴阳五行的基础上，将井、荥、输、经、合等五输穴配合脏腑，然后按天干、地支以计年、月、日、时，以推算经气的盛衰、流注、开合的情况，便于按数理取穴，如此常可收到更好的效果。从含义来讲，“子午”二字，具有时辰、阴阳、方位等概念。从时辰看，一昼夜十二时辰，日中为午，夜半为子。一年十二月，子月之后即冬至节，代表阴极阳生，一阳来复；午月之后即夏至节，代表阳极阴生，一阴始起。从阴阳变化来看，子为阴盛之时，午为阳旺之期。从方位来看，子午为经，从上下贯通南北，十二经脉即本于此，其他络脉皆如附于经线左右之纬线，由此可见，子午二字的含义是比较广泛的。“流注”二字，是形容自然界水的流动转注，后则借用来泛指宇宙间的气机活动变化。归纳起来看，“子午流注”就是按照天地气化活动规律，结合人体气血运动的共同规律，再运用甲子数来推算它们的共同周期。若医家掌握了这些规律，则可更好地了解人体气血在每个时刻的运行情况与开合关系，从而按此规律取穴治病，所以前代针灸医家视此为不传之秘，现分类介绍如下。

（一）干支配合六十环周表

子午流注针法求穴位开合，是按六十甲子来计时推算的，干支相配成六十环周，现列表如下（表15）。

表 15　干支配合六十环周

甲子（1）	乙丑	丙寅	丁卯	戊辰	乙巳	庚午	辛未	壬申	癸酉
甲戌（11）	乙亥	丙子	丁丑	戊寅	己卯	庚辰	辛巳	壬午	癸未
甲申（21）	乙酉	丙戌	丁亥	戊子	己丑	庚寅	辛卯	壬辰	癸巳
甲午（31）	乙未	丙申	丁酉	戊戌	己亥	庚子	辛丑	壬寅	癸卯
甲辰（41）	乙巳	丙午	丁未	戊申	己酉	庚戌	辛亥	壬子	癸丑
甲寅（51）	乙卯	丙辰	丁巳	戊午	己未	庚申	辛酉	壬戌	癸亥

（二）十二时辰分配表

十二时辰是与十二地支相配，以计算一昼夜二十四小时的时辰分配，现列表如下（表 16）。

表 16　十二时辰分配

时辰	子	丑	寅	卯	辰	巳
时间	23 ~ 1 点	1 ~ 3 点	3 ~ 5 点	5 ~ 7 点	7 ~ 9 点	9 ~ 11 点
时辰	午	未	申	酉	戌	亥
时间	11 ~ 13 点	13 ~ 15 点	15 ~ 17 点	17 ~ 19 点	19 ~ 21 点	21 ~ 23 点

（三）子午流注纳干、纳支法

子午流注，将天干与十二经脉脏腑结合起来，称为经脉纳干法；将地支与十二经脉脏腑结合起来，称为经脉纳支法。现列表如下（表 17、表18）。

表17　经脉纳干

天干	甲	乙	丙	丁戊	己	庚	辛	壬	癸
脏腑	胆	肝	小肠、心	胃	脾	大肠	肺	膀胱、三焦	肾、膀胱

表18　经脉纳支

地支	寅	卯	辰	巳	午	未	申	酉	戌	亥	子	丑
脏腑	肺	大肠	胃	脾	心	小肠	膀胱	肾	心包	三焦	胆	肝

（四）天干六六开穴法

天干六六开穴法，补纳干法十日一周有二十四个时辰无穴可开，实际在这些时辰中，并非血气衰减，应当开出穴位以利治疗，从而解决了癸日十时不开的不足，使《子午流注环周图》更加完善。现附六六开穴表如下（表19）。

表19　闭时六六开穴

常规		1	4	2	5	3	0
五输纳穴		井	经	荥	合	输	纳、归
六甲	干支	甲日、甲戌	己日、甲子	戊日、甲寅	丁日、甲辰	丙日、甲午	乙日、甲申
	穴名	窍阴	阳辅	侠溪	阳陵泉	临泣	液门
六乙	干支	乙日、乙酉	己日、乙亥	己日、乙丑	戊日、乙卯	丁日、乙巳	乙日、乙未
	穴名	大敦	中封	行间	曲泉	太冲	劳宫

续表

常规		1	4	2	5	3	0
五输纳穴		井	经	荥	合	输	纳、归
六丙	干支	丙日、丙申	庚日、丙戌	庚日、丙子	己日、丙寅	戊日、丙辰	丁日、丙午
	穴名	少泽	阳谷	前谷	小海	后溪	中渚
六丁	干支	丁日、丁未	辛日、丁酉	庚日、丁亥	庚日、丁丑	己日、丁卯	戊日、丁巳
	穴名	少冲	灵道	少府	少海	神门	大陵
六戊	干支	戊日、戊午	壬日、戊申	辛日、戊戌	辛日、戊子	庚日、戊寅	己日、戊辰
	穴名	厉兑	解溪	内庭	足三里	陷谷	支沟
六己	干支	己日、己巳	癸日、己未	壬日、己酉	辛日、己亥	辛日、己丑	庚日、己卯
	穴名	隐白	商丘	大都	阴陵泉	太白	间使
六庚	干支	庚日、庚辰	甲日、庚午	癸日、庚申	壬日、庚戌	壬日、庚子	辛日、庚寅
	穴名	商阳	阳溪	二间	曲池	三间	天井
六辛	干支	辛日、辛卯	乙日、辛巳	甲日、辛未	癸日、辛酉	壬日、辛亥	壬日、辛丑
	穴名	少商	经渠	鱼际	尺泽	太渊	曲泽
六壬	干支	壬日、壬寅	丙日、壬辰	乙日、壬午	甲日、壬申	癸日、壬戌	癸日、壬子
	穴名	至阴	昆仑	通谷	委中	束骨	关冲
六癸	干支	癸日、癸亥	戊日、癸丑	丁日、癸卯	丙日、癸巳	乙日、癸未	甲日、癸酉
	穴名	涌泉	复溜	然谷	阴谷	太溪	中冲

（五）补母泻子取穴法

在纳支法中，还有一种补母泻子取穴法，是按五行生克规律，结合干支推算其经络脏腑气血流注，以辨证取穴以施治。在治疗上，虚则补其母，实则泻其子。如手太阴肺经病，肺属金，母穴属土取太渊，子穴属水取尺泽。肺气实，在肺气方盛的寅时取尺泽泻之；肺气虚，在肺气方衰的卯时取太渊补之。若本经开穴时间已过，或不虚不实之证，则取本经同一属性的本穴经渠或原穴太渊治之。现列表如下（表20）。

表20　十二经补母泻子、本穴、原穴

经别	五行	流注时间	病候举例	补法		泻法		本穴	原穴
				母穴	时间	子穴	时间		
肺	辛金	寅	咳嗽，心烦，胸满	太渊	卯	尺泽	寅	经渠	太渊
大肠	庚金	卯	牙痛，咽喉痛	曲池	辰	二间	卯	商阳	合谷
胃	戊土	辰	腹胀，腹痛	解溪	巳	厉兑	辰	三里	冲阳
脾	己土	巳	腹胀满，腹泻	大都	午	商丘	巳	太白	太白
心	丁火	午	咽干，舌痛，掌热	少冲	未	神门	午	少府	神门
小肠	丙火	未	项强，颌肿	后溪	申	小海	未	阳谷	腕骨
膀胱	壬水	申	头痛，目眩，癫疾	至阴	酉	束骨	申	通谷	京骨
肾	癸水	酉	心悸，腰痛	复溜	戌	涌泉	酉	阴谷	太溪
包络	丁火	戌	痉挛，心烦，胁痛	中冲	亥	大陵	戌	劳宫	大陵

续表

经别	五行	流注时间	病候举例	补法		泻法		本穴	原穴
				母穴	时间	子穴	时间		
三焦	丙火	亥	耳聋，目痛	中渚	子	天井	亥	支沟	阳池
胆	甲木	子	头痛，胁痛	侠溪	丑	阳辅	子	临泣	丘墟
肝	乙木	丑	胁痛，疝气	曲泉	寅	行间	丑	大敦	太冲

（六）按时开井穴法

子午流注按时开井穴之法，有“阳进阴退”的规律。在此“阳”指天干，“阴”指地支，“阳进”指天干按顺序推进，“阴退”指地支从戌起向酉、申、未、午、巳、辰、卯、寅、亥倒退，如此配合以开各井穴，这也是按甲子数理来查穴位，现列表如下（表21）。

表21　子午流注按时开井穴

天干	甲	乙	丙	丁	戊	己	庚	辛	壬	癸
时辰	甲戌	乙酉	丙甲	丁未	戊午	己巳	庚辰	辛卯	壬寅	癸亥
经脉	胆	肝	小肠	心	胃	脾	大肠	肺	膀胱	肾
井穴	窍阴	大敦	少泽	少冲	厉兑	隐白	商阳	少商	至阴	涌泉

二、灵龟八法

灵龟八法始于金代“窦文真公八法流注”，明代徐凤在所著《针灸大全》中才正式提出这个名称。“灵龟”取洛书的神话传说龟甲有书文出于洛水之义。灵龟八法是以奇经八脉交会于十二正经的八个交会穴为准，配合八卦，并以甲子数推算其变易，来了解气血运行情况，决定按时日取穴以治病的方法，原理类似子午流注，所以又称“奇经纳卦法”。因为人体的经脉气血均受到自然环境的影响，并随着时间的转移而发生周期性变化，针灸学家发现了这些原理，便按照洛书数理及九宫八卦图来取穴治疗，因此收到了事半功倍的效果。现附八脉交会八穴部位、主治、卦象列表如下（表 22）.

表 22　八脉八穴交会配合干支八卦部位主病

地支	卯辰丑	亥	巳	酉	子	申午	戌未	寅
天干	壬甲	丙	戊	庚	辛	乙癸	己	丁
八穴名称	公孙	内关	申脉	外关	临泣	照海	列缺	后溪
通于八脉	冲	阴维	督	阳跷	带脉	阳维	任脉	阴跷
八卦相配	乾	艮	坎	震	巽	坤	离	兑
所合部位及主病	心胸胃等部及其所发之病		目锐眦、颈项、耳、肩膊、小肠、膀胱、眦等部及其所发之病		目锐眦、耳后、颊、颈、肩等部及其所主之病		肺系、咽喉、胸、膈等部及其所主之病	

说明：

1. 本表以坎配申脉居北方；艮配内关居东北方；震配外关居东方；巽配临泣居东南方；离配列缺居南方；坤配照海居西南方；兑配后溪居西方；乾配公孙居西北方；五居中央寄于坤位。此后天八卦及洛书之数。

2. 表中逐日天干之数是五行之数，地支所用的是原来的五行属性之数，依天干化合之五行而定。如甲己化土，辰戌丑未为土，居中央数十；乙庚化金，申酉属西方金位，其数九；丁壬化木，亥子属北方水位，其数六，但用七，因坎离可以互位，水中藏火，用七表示水火既济之象。

附：灵龟八法逐日取穴表

灵龟八法逐日取穴表，有固定不移的推算方法，现附表于下，以供查阅和取用（表 23）。

表 23　灵龟八法逐日取穴

日时	甲子	乙丑	丙寅	丁卯	戊辰	己巳	庚午	辛未	壬申	癸酉	甲戌	乙亥	丙子	丁丑	戊寅	己卯	庚辰	辛巳	壬午	癸未	甲申	乙酉	丙戌	丁亥	戊子	己丑	庚寅	辛卯	壬辰	癸巳
寅 3~5	4	1	3	5	6	1	1	2	3	2	7	4	2	1	4	2	4	5	1	3	6	6	5	4	3	4	2	6	4	6
卯 5~7	2	4	1	3	4	5	4	6	1	6	5	1	9	5	2	6	7	3	8	1	4	3	3	2	1	2	5	4	2	4
辰 7~9	9	2	8	6	2	3	2	4	4	4	3	5	7	2	9	4	5	1	2	5	2	1	1	5	8	6	3	2	5	2
巳 9~11	3	6	6	4	9	6	9	2	2	2	6	3	5	6	7	1	3	5	9	3	5	5	8	3	6	3	1	6	3	6
午 11~13	7	4	6	2	4	4	4	5	6	6	1	1	5	4	2	5	7	2	4	1	9	3	8	1	1	1	5	3	7	4
未 13~15	5	2	4	6	7	2	2	3	4	3	8	5	3	2	5	3	5	6	2	4	7	1	6	5	4	5	3	1	5	1
申 15~17	3	5	2	4	5	6	5	1	2	1	6	2	1	6	3	1	8	4	9	2	5	4	4	3	2	3	6	5	3	5
酉 17~19	1	3	9	1	3	4	3	5	5	5	4	6	8	3	1	5	6	2	3	6	3	2	2	6	9	1	4	3	6	3
戌 19~21	4	1	7	5	1	1	1	3	3	3	7	4	6	1	8	2	4	6	1	4	6	6	9	4	7	4	2	1	4	1
亥 21~23	2	5	1	3	8	5	8	6	1	1	5	2	9	5	6	6	2	3	8	2	4	4	3	2	5	2	9	4	2	5
子 23~1	8	5	2	3	5	5	5	1	7	1	2	2	1	5	3	6	8	4	5	2	1	4	4	2	2	2	6	5	8	5
丑 1~3	6	6	5	1	3	3	6	4	5	5	9	6	4	3	1	4	9	1	3	6	8	2	7	6	9	6	4	2	6	3

续表

日时	甲子	乙丑	丙寅	丁卯	戊辰	己巳	庚午	辛未	壬申	癸酉	甲戌	乙亥	丙子	丁丑	戊寅	己卯	庚辰	辛巳	壬午	癸未	甲申	乙酉	丙戌	丁亥	戊子	己丑	庚寅	辛卯	壬辰	癸巳
寅 3～5	4	1	4	6	6	1	1	2	2	1	7	4	2	1	5	3	4	5	1	3	5	5	5	4	3	4	3	1	4	6
卯 5～7	2	4	2	4	4	5	4	6	9	5	5	1	9	5	3	1	7	3	8	1	3	2	2	3	1	2	6	5	2	4
辰 7～9	9	2	9	1	2	3	2	4	3	3	3	5	7	2	1	5	5	1	2	5	1	6	1	5	8	6	4	3	5	2
巳 9～11	3	6	7	5	9	6	9	2	1	1	6	3	5	6	8	2	3	5	9	3	4	4	8	3	6	3	2	1	3	6
午 11～13	7	4	7	3	4	4	4	5	5	5	1	1	5	4	3	6	7	2	4	1	8	2	8	1	1	1	6	4	7	4
未 13～15	5	2	5	1	7	2	2	3	3	2	8	5	3	2	6	4	5	6	2	4	6	6	6	5	4	5	4	2	5	1
申 15～17	3	5	3	5	5	6	5	1	1	6	6	2	1	6	4	2	8	4	9	2	4	3	4	3	2	3	7	6	3	5
酉 17～19	1	3	1	2	3	4	3	5	4	4	4	6	8	3	2	6	6	2	3	6	2	1	2	6	9	1	5	4	6	3
戌 19～21	4	1	8	6	1	1	1	3	2	2	7	4	6	1	9	3	4	6	1	4	5	5	9	4	7	4	3	2	4	1
亥 21～23	2	5	2	4	8	5	8	6	9	6	5	2	9	5	7	1	2	3	8	2	3	3	3	2	5	2	1	5	2	5
子 23～1	8	5	3	4	5	5	5	1	6	6	2	2	1	5	4	5	8	4	5	2	9	3	4	2	2	2	6	7	8	5
丑 1～3	6	3	6	2	3	3	3	4	4	4	9	6	4	3	2	5	6	1	3	6	7	1	7	8	9	4	5	3	6	3

4

第四章 象数与中医诊断辨证

中医认识病证和进行诊断，都是建立在辨证基础上的，而证都是有象可见、有数可计的。因为中医的诊断是集合望、闻、问、切的手段，确定一个证型的诊断。即使在杂病中已经确定为某病，但还需对这个病做出证型的诊断，才能处方用药，所以中医诊断的立足点是在辨证上。证，又称证候、证型，它比病的范围小，每一个病都可以出现若干证型，如肺痨病，可以出现阴虚肺燥证、阴虚脾弱证、肺肾阴虚证、阴损及阳证等证型。证又是疾病过程中某一阶段某些特定症状和体征的综合和概括，它不具有固定的病因概念，一个证可以出现在若干疾病中，异病可以同证，这就形成了中医临床上的各种辨证纲领。证，古作證，除综合了症状和体征外，还有证明、证据的意思。因为它和症状的最大区别，就是症状包括了患者自己的异常感觉，而证候却都是有形可见、有象可征的，症状感觉仅为其中的一个组成部分。体征指医生四诊所得有形可征的异常表现，如两颧发赤、两目无神、舌质绛、脉浮大、腹中按到包块、体表发现疮疡等。这些病形都是象的内容，而且按一定数字归类分析。

凡病证都有病因、病变、病情的不同，都要通过四诊来了解。就病因而言，凡一病证，都是由六淫、七情、疫疠、饮食、房劳、虫兽外伤等不同原因的侵害所致。就病变情况而言，病证各有浅深、轻重之别，浅则仅在肌肤，深则进入经脉；病轻则腑受，病重则脏受等等。就病情而言，则每一病证皆可出现寒热混淆、虚实错杂、表里阴阳不清的情况等。所以中医诊断学的第一任务，就是要通过辨色、闻声、问病、诊脉，来对不同的病因、病变、病情做出诊断，这些都具体运用了象数的方法。至于病，则是对人体在一定病因作用下，所发生的一系列病理变化及病位、症状、体征及其发展变化全过程的总称。但中医和西医不同，不搞一个一个病的诊治常规，而以辨证论治为主，所以最后仍落实到一个“证”字上。

再具体说，中医的诊断原理也是建立在“辨证”基础上的，“证”就有象有数，凡有形可见的，就从象以察之，无象可见者，则以数理计之。关于中医的诊断原理大体可以概括为三个方面。

一是从外知内。

古代医家发现一条规律，叫作“有诸内必形诸外”，所以采取了望、闻、问、切四诊，“从外以知内”。尽管医学问题比较复杂，但古人在临床实践中运用这种方法来了解病情，是屡试不爽的。朱丹溪说：“欲知其内者，当以观乎外，诊于外者，斯以知其内，盖有诸内者，必形诸外。”前人发现，内脏发生病变，必然要从人体外部的五官、九窍、四肢、百体反映出来，所以通过外部的种种表现，就可察知内部的病变。例如，望得患者神志昏迷，舌质红绛；闻得患者谵语不止；问得患者家属或护理人员，发现患者有高热不退，夜间发热转甚；切诊脉象细数有力，即可诊断为温病邪入营分之证。又如，望得患者不断消瘦，两颧发赤；闻得患者干咳声嘶；问得患者有潮热盗汗，胸痛或痰血，甚或五心烦热；切诊脉象弦细而数，即可诊断为痨瘵之证。《灵枢·邪客》说：“肺心有邪，其气留于两肘；肝有邪，其气留于两腋；脾有邪，其气留于两髀；肾有邪，其气留于两腘。”

二是以常测变。

医家根据阴阳学说，提出“以常测变”的方法。常和变可以看成阴阳相对的两方，举凡人体的脏腑肢体、气血津液精神，都有正常的生理功能及其表现，若其功能失常，在外部必然反映出异常的表现，由此可测知其内部发生了何种病变。如肺失清肃则咳逆；心之神明受扰则昏迷谵妄；胃失和降则呕恶；肝阳上亢则头目眩晕；膀胱不约则遗溺。《灵枢·决气》说：“黄帝曰：六气者，有余不足，气之多少，脑髓之虚实，血脉之清浊，何以知之？岐伯曰：精脱者，耳聋；气脱者，目不明；津脱者，腠理开，汗大泄；液脱者，骨属屈伸不利，色夭，脑髓消，胫酸，耳数鸣；血脱者，色白，夭然不泽；脉脱者，其脉空虚，此其候也。”这就是说，精气津液血脉皆有正常的生理功能，若功能失调，则可发生异乎寻常的病变。

三是以偏达全。

按中医“整体观”揭示，全身是各部的总体，局部是全身的缩影，故可通过观察局部变化以诊断全身病变。也就是说，天地是一大天地，人身是一小天地，人身就是天地的缩影，而人身的每一局部又是人身的缩影，所以人身的每个局部都可以反映全身的病变，在医学上只是取其标志最明显的部分做诊断而已。例如：寸口的脉象，可以反映出全身的病变，脉浮主表有病，脉沉主里有病；两寸失调，病在上焦；两关失调，病在中焦；两尺失调，病在下焦等。又如察舌苔、望面色，以及观耳廓、两目、爪甲、口唇皆可了解脏腑和全身的病，都是根据“整体观”这一原理来的，否则，中医的诊断理论就完全不能成立。人体一气相通，若有病变必然互相影响，所谓“一脉不和，周身不安”，所以，医家反过来就从局部去了解整体，从一偏以测知全局。

中医诊断学从象数出发，主要抓两个环节，一是四诊，一是辨证，二者既有分工，又有密切联系。四诊，是辨证的前提和依据；辨证，是对四诊所获的资料，通过综合分析所得出的最后结论。二者是中医临床诊断不可缺少的认识过程。

第一节 象数与四诊

中医望、闻、问、切四诊，运用了象数的方法，可以对很多处于萌芽状态的病证做出早期诊断，以便防治。因为中医从证候出发，不拘定非要取得人体某部有形态学上的显著变化，只要探得有证候上的微小变化，便可按象数之法断定为某类病证，这就是“见微知著”的方法。西医运用了现代科学的一切手段以探求病情，很强调形态学的东西，如果没有找到病理学上的依据，是不予承认有病的。因为如此，就可能出现了某种缺陷，如果不能对某些疾病进行早期诊断，等到病变明显时就难以救治了。因为在病变过程中，机体发生形态学上的改变，是有一个从量变到质变的过程，若病变没有达到一定程度，即使在CT下、高倍电子显微镜下、试管内，都不能显出器质性的病变。西医对此因诊断依据不足，常采用“待诊”“观察”的方法来解决，往往贻误病机，等到病情大白，就无法控制了，这确实是一件遗憾的事。中医四诊恰恰能弥补这个缺陷，可立刻做出诊断，予以治疗。所以中医也不要妄自菲薄。中医需要现代科技来改善我们的诊断条件，但永远也不能废除医生用直观的方法所取得的第一手诊断资料；如果完全废除了“肉眼凡胎”的诊断方法，只强调科技手段，这是“只见物，不见人”，只相信某些物体才是科学技术，而不相信掌握科学技术的人，这是不正确的。不要低估四诊在诊断上的作用，《望诊遵经》说：“将欲治之，必先诊之。”“非诊无以知其病，非诊无以知其治也。”“术愈疏，方愈乱。”四诊就是以阴阳五行为框架纳入病象而诊断之，其中也有数的内容。“阴阳五行”，周敦颐称为“二五之精”，二即阴阳，五即五行，“阴阳五行”仍然是象数兼赅的。可见四诊之法，自始至终都未脱离象数的范围。现在就将四诊与象数分项阐述如下。

一、象数与望诊

望诊的范围很广，既要望全身，也要望局部；既要望神色形体，也要望舌质舌苔，而且多运用象数之法以推论。望诊是四诊的重要部分，前人十分重视。《医门法律》说：“凡诊病不知察色之要，如舟子不识风汛，动罹覆溺，卤莽粗疏，医之过也。”

（一）望神

凡人身一切精神、意识、知觉、运动的主宰者称为神，望神就是观察患者精神状态的好坏。《灵枢·天年》说：“失神者死，得神者生。”神可以从以下两方面来望：一是望目，若眼球灵活者为有神，呆滞者为无神；目光炯炯者为有神，短浅或浮露者为无神；两目黑白分明而润泽者为有神，暗迷失采而不润泽者为无神。二是望形，即从全身情况来察其有神无神。如果患者目有光彩，声音洪亮，言语清楚，肌肉丰满，呼吸均匀，二便正常，动作灵敏，皆为有神；若目无光彩，声音低沉，形体消瘦，呼吸迫促，泄泻不止，小便失禁，则为失神。但应该注意一点，神有真假，若久病、重病和极度衰弱的患者，也可出现“假神”。如原来不欲语言，今忽语言不休；原来精神衰颓，神志不清，今忽精神好转，神志清醒；原来面色晦暗，今忽面赤如妆，这些都是神态反常的假象，称为“回光反照”或“残灯复明”，应引起特别注意。

（二）察色

色指色泽，可以候气血盛衰。气血旺盛，则色泽明润；气血不足，则色夭不荣。分而言之，色指五色，泽指光泽，分述如下。

1. 光泽

光泽以明亮红润为正常。色泽枯萎为有病。若青如翠羽、赤如鸡冠、黄如蟹腹、白如豕膏、黑如乌羽，皆为色有光泽，表示生理正常。若青若草兹、赤如衃血、黄如枳实、白如枯骨、黑如煤炲，皆为色夭不泽，表示病变严重。

2. 五色

五色可从面目、皮肤、爪甲去望诊。从五行关系来说，则以五脏配五色。

青色——主风、主寒、主痛、主肝病。因青为肝之色，惊风可见面色青紫或青筋暴露；肝血瘀滞，可见唇面、爪甲、舌质青紫；肝病气郁及忿怒，面色亦可突然发青。

赤色——主热、主火、主心病。因赤为火之色，若实热火毒，则可导致面红目赤；阴虚潮热，则多见两颧发赤；虚火之证则唇色淡红；戴阳危证则面赤如妆。

黄色——主湿、主血虚、主脾病。因黄为土之色。黄疸乃湿邪为患，阳黄，其色明润，多湿热；阴黄，其色晦暗，多脾湿不运之虚证。脾病则面黄；脾虚气血不充则萎黄；脾虚湿滞可发黄胖。

白色——主虚寒、主失血、主肺病。因白为金之色。里寒腹痛则面色苍白；阳气不足或失血之人则面色皖白。

黑色——主寒、主痛、主瘀血、主肾病。寒邪凝滞、虚寒腹痛则面色黧黑；肾阴久耗，火热内炽则面色黑而枯焦；干血痨内有瘀血则两目暗黑。

（三）望形

包括形体强弱、患者姿势和各部望诊。

1. 形体强弱

观形体强弱之象，以察五脏气血之盛衰。若皮毛润泽、面有血色、肌肉丰满、关节灵活、骨骼粗壮，均为五脏气血旺盛的表现；皮毛枯槁、面无血色、肌肉瘦削、关节不利、骨骼细软，均为五脏气血不足的表现。一般肥人多痰，瘦人多火。

2. 患者姿势

凡坐而仰面呼吸，多为肺气实之喘息；坐不得卧，卧则气逆，为肺气不降，卧而难坐，坐则昏沉，为气血虚损。坐卧不安为烦躁。卧而向外，为阳证、热证、实证；卧而向里，为阴证、寒证、虚证。俯卧蜷曲为腹痛；仰卧抵腰为腰痛。卧而欲衣被重覆，为寒证；卧而揭去衣被欲坐卧泥水中，为热证。屈右足侧卧，腹痛拒按，多为肠痈。以手抚腮，攒眉不语者，多为牙痛。抱头就医多为头痛；弯腰捧腹多为腹痛。口眼㖞斜，半身不遂，多为中风。抽搐而角弓反张，为痉病。关节痛而屈伸不利，为痹证；四肢痿软无力而不痛，为痿证。《内经》还分析头、背、腰、膝、骨等部的反常姿态，以判断病情所在。《素问・脉要精微论》说："头者，精明之府，头倾视深，精神将夺矣。背者，胸中之府，背曲肩随，府将坏矣。腰者，肾之府，转摇不能，肾将惫矣。膝者，筋之府，屈伸不能，行则偻跗，筋将惫矣。骨者，髓之府，不能久立，行则振掉，骨将惫矣。"

3. 各部望诊

（1）头面：头摇不能自主，为风病；面肿为风水。腮肿为痄腮；单侧腮肿化脓为发颐；头面俱肿，甚或化脓，为大头瘟。头发稀疏或脱落，为肝肾亏损。

（2）目部：嗔目者，阳气盛；瞑目者，阴气盛。目睛颤动者为风；睛突项肿者为瘿。两眦若发赤者为心火；若淡白者为血虚。目窠下肿如新起卧蚕者，为水饮；眼胞凹陷为脱液。昏睡露睛为脾虚；眼睑湿烂为湿热。白睛发黄为黄疸，发赤为热。睛突气喘为肺胀。瞳神散大或缩小，均为肾有病变。瞳散大不收，多为危重之证。

（3）鼻部：鼻流清涕为风寒；流浊涕为风热。长期流涕不止，或带腥味，或不闻香臭，多为鼻渊。鼻翼扇动而体实喘咳者，为邪热壅肺；若久病鼻扇而短气自汗者，多为肺气虚损。鼻干多肺燥津伤；鼻赤多肺热入络入血分；鼻黑如烟煤为阳毒太盛。

（4）耳部：耳轮厚者体强；薄者体弱。耳轮肿为邪盛；枯为正虚。耳轮甲错为久病伤阴，萎缩为肾气将绝，有血色为气血旺，无血色为气血衰。

（5）口唇：口唇深红为胃热，淡白为血虚，青黑为寒极，紫黑为瘀血，糜烂为脾经湿热。口开不闭为脾气绝，口噤为肝风内动，口㖞为风邪。口唇干燥皱裂为燥热津伤。口角流涎多为脾虚湿盛，或胃中有热，或为虫积所致。

（6）齿龈：齿燥多为高热伤阴；齿槁多为阴液枯竭；齿痛龈肿为胃热。齿松、齿衄、齿痛者为胃热；不痛者为肾虚火炎。齿落多为肾亏。梦中错牙，有内热、食滞、虫积之别。咬牙断齿为肝风内动。齿龈红肿为热，淡白为虚。

（7）咽喉：咽喉红肿疼痛，多属肺胃积热；成点成片腐烂，多为热毒炽盛。咽喉红丝满布，疼痛不甚，多为阴虚有热；淡红不肿，久而不愈，多为虚火上浮。

（8）四肢：四肢粗大体实，枯细多虚。关节肿大为痹证，只两膝关节肿大为鹤膝风。四肢软弱或肌肉萎缩为痿证。四肢拘急为寒凝，抽搐为风，振摇为虚。四肢不用为中风，手如数物颤抖为风痫。扬手掷足为内热烦乱。

（9）排泄物：吐痰清稀而泡沫多者为风，痰坚成块者为热，痰白滑者为湿，黏滞者为燥，色黑成点状者为寒。咳吐浊唾脓血而有腥味者为肺痈，气短吐涎沫者为肺痿。肚脐周围痛而吐涎沫者为虫，干呕吐涎沫者为厥阴寒邪犯肺。吐出未化食物而嗳腐吞酸为伤食，吐出食物有酒气为酗酒，吐出蛔虫为虫证。泻下未化食物为伤食，肠鸣泻下稀水为水泄，泻下涎水黏滞为肠中热，泻下清水而腹痛为肝旺克脾之痛泻。便如羊粪而饮食难下为噎膈，便下脓血而里急后重为痢疾，便黑为有瘀血。小便清长为虚寒，短涩为膀胱积热。小便浑浊灼痛为淋：如脂膏者为膏淋，有砂石者为砂淋、石淋，带血者为血淋。尿如米泔者为尿浊，尿如皂角汁者为黄疸，尿点滴不出或难出者为癃闭。

（10）皮肤：皮肤发黄为黄疸，虚浮肿胀为水湿泛溢，干瘪枯槁为津液耗伤。见斑疹实证多为热入血分，虚证多为脾不统血。出现白痦，多为汗出不彻，湿郁肌表。

（11）望舌：望舌分望舌质和望舌苔两个方面。

望舌质：舌质又称舌本，正常人的舌质淡红柔润，内脏若有病变，即可从舌质反映出来。

从舌的部位来分，舌尖候心肺病变，舌心候脾胃病变，舌根候肾的病变，舌边候肝胆病变。凡舌体柔和者为气液充足，强硬者为脉络失养或风痰阻滞。舌肿胀者为痰湿上涌，干瘪者为阴液亏虚。舌颤抖者、㖞斜者为肝风内动，舌伸出不收者为痰壅，卷缩者为肝病或虚脱，吐弄舌者为心脾积热。舌苍老者为实，胖嫩者为虚。舌光剥者为虫积，舌光如镜者为真阴亏极。新病舌有裂纹为热盛阴伤，久病舌有裂纹为阴液不足，舌有芒刺为热极。

再从颜色来看，舌质深红者为实热，淡红为虚，绛为热入营血之分，青紫为瘀血。舌见紫色，深者为热极，淡者为虚寒。舌质蓝色满布为气血两亏。

察舌苔：苔指舌面的苔垢，正常人薄白润泽，望舌苔可以察病邪浅深。真苔揩之不去，刮之有底，疾病初、中期见者为重；假苔揩之即去，刮之即净，疾病后期见者为重。苔厚主病深入里，苔薄主病浅在表。只舌尖有苔为邪渐入里，只舌心无苔为阴虚血虚，只舌根有苔为里邪渐退。苔偏一侧为邪在半表半里，舌苔满布为病重。舌苔由黄而白，由白而退，渐生薄白苔者为顺；由白而黄，由黄而黑，进而焦枯者为逆。由厚而薄，由密而疏，由根向尖而退者为顺；由薄而厚，由疏而密，由尖向根增进者为逆。舌苔本有忽无为胃液枯，本无忽有为胃气盛。腐苔松厚堆铺，可以拭去，多为湿浊或宿食；腻苔黏滞，不易拭去，多为湿浊内困或痰饮内停。舌生芒刺，兼见黄黑苔，为热邪极盛；兼见舌质绛，为热盛阴伤。舌有红点红丝为阴液亏。舌苔还要详辨白、黄、黑三色。

白苔——外感初起多见薄白苔，苔润者属风寒，苔干者属风热。白厚属寒邪入于气分，灰白为胃中有寒，白滑、白腻、白如积粉皆为痰饮、湿浊所致。

黄苔——黄苔主里证、热证。薄黄为表邪入里化热，黄厚而干为里热炽盛，黄厚而腻为湿热、痰火。

黑苔——黑苔主热极或寒极，见于危重证。若苔黑而干，舌质红绛，为热极阴伤；若苔黑而润，舌质淡白，为虚寒之证。

二、象数与闻诊

闻诊包括听声音和嗅气味，但皆以阴阳五行之象数概括之，以五声、五音高低结合五脏气血以辨识之。

（一）听声音

声音与宗气有密切关系，以肺为主，以肾为根。《内经》更本角徵宫商羽五音、呼笑歌哭呻五声，结合五脏虚实、五邪盛衰来了解病变情况，故可以从声音变化以测知五脏之病变。《医门法律》说："凡闻声，不能分呼笑歌哭呻以求五脏善恶，五邪所干，及神气所主之病者，医之过也。"下分述之。

1. 声音

声音有清浊高低之别。凡高亢清脆者，多为阳证；低微重浊者，多为阴证。声音嘶哑，有因外感肺气不宣、金实不鸣者；有因内伤肺肾亏损、金破不鸣者。惊呼多为肝病，笑不休多为心病，悲啼多为肺气亏损，呻吟多为肾病而身有痛楚。

2. 语言

发音低微如从密室中传出一样，多为湿浊中阻、水饮犯肺所致。声低而言语断续，多为中气不足或久病亏虚所致。少言为寒，多言为热。谵语为热扰心神，郑声为心神恍惚，语无伦次、骂詈不避亲疏是狂证。说话时言语错乱，立即警觉为错语，乃心神不足所致；喃喃自语，见人即停为独语，亦心神不足所致；梦中自语，大多吐字不清为呓语，可由心火、胆热、虫积、胃气不和、心神不安所致。

3. 呼吸

呼吸气粗为邪气有余，呼吸气弱为正气不足；喘而声高息涌为实证，喘而声高息微为虚证；喉中有水鸡声为痰饮哮证，喉中声如拽锯气阻痰鸣为病危重；鼾声、遗溺为中风；短气而有痰声多为肺气实，少气而呼吸难以接续为肺气虚。

4. 咳嗽

咳声重浊为风寒，清高为风热；咳而痰易咯出为痰湿，咳痰黏喉或干咳无痰为燥热；咳吐黏滞白沫不利为肺胃津伤；咳嗽气促无力而遗溺者，为肺肾气虚。

（二）嗅气味

嗅气味包括患者和病室两方面：如患者口气臭秽为胃热，酸臭为宿食，腐臭为牙疳。肺痈则痰有腥味，幽门阻闭则呕吐之物有粪臭，食滞则矢气及下泻之物臭如败卵；血痢者下泻之物有恶臭，发热者有汗臭，黄疸者日久有尸臭。病室有腥味多为失血患者，有秽气、腐气、尸气多为瘟疫，有异常气味多为久病患者。

三、象数与问诊

《灵枢·师传》有“临病人问所便”。“所便”二字含有喜恶之意，即言要了解患者喜恶，才能发现真实的病情，如中寒则喜热，中热则喜寒。《素问·三部九候论》还有“必审问其所始病，与今之所方病。”指出在诊病时必须了解患者过去病史及现在病情。《医门法律》更把必须问诊作为“法律”来规定，如说：“凡治病，不问病人所便，不得其情，草草诊过，用药无据，多所伤残，医之过也。”《医学实在易》总结为十问歌：“一问寒热二问汗，三问头身四问便，五问饮食六问胸，七聋八渴须当辨，九问旧病十问因，再兼服药参机变。”《素问·异法方宜论》还强调要了解患者一般情况：如生活居处、天时地理、风俗习惯、生活爱好等，因为这些都直接与患者病情有关。喻嘉言教门弟子诊病的《议病式》，还要写明患者的姓名、性别、年龄、职业、籍贯、住址、种族、时间等，这与现在写病历的要求基本一致。下面就按十问的顺序，结合阴阳五行的象数加以介绍。

（一）寒热

患者如发寒热，当问患者恶风或恶寒？发热或潮热？寒热往来或厥热进退？是手心热或手背热？是背部热或腹部热？是背心冷或手足冷？何轻何重？昼夜孰甚？如起病即发热恶寒，伴有头痛身痛，为病在表。若恶寒重为表寒证，恶热重为表热证，有一分恶寒未罢则表证未罢。若高热不退，口渴喜冷，多为里热证；若但恶寒，腹痛脉微，多为里寒证。若背恶寒者为肾阳虚，四肢清冷者为脾阳虚；午后潮热，骨蒸盗汗，五心烦热，两颧发赤，热势缠绵起伏者，属阴虚发热；自汗唇淡，微恶风寒而发热者，多为阳虚之证。寒热往来，有定时者为疟疾，无定时者为少阳病、肝胆病；厥热进退，当辨寒厥、热厥之不同。

（二）汗液

当问患者有汗无汗？汗出多少？汗出时间和部位？如表证无汗为表实，表证有汗为表虚；汗出热退为表邪已解，汗出热不退为表邪入里；气短乏力，动则汗出，汗后自觉发冷，为阳虚自汗；寐则汗出，寤则汗止，为阴虚盗汗。汗出色黄为湿热黄汗，汗出如珠、如油为绝汗，汗出战栗为战汗；额汗为心阳虚，股汗、阴汗为肾阳虚或湿热下注；腋汗为阴虚或肝胆病，手足汗为脾胃病；腰以上出汗为湿热，腰以下出汗为寒湿，半身出汗多偏瘫或肝风为患。

（三）头身

问其头以察上下，问其身以辨表里寒热。问头痛或头晕？在何部位？时间久暂？昼夜孰甚？若突然头痛，兼见身痛寒热，为外感；经常头痛，时痛时止而无寒热，为内伤。头痛而胀，面红目赤，为肝火上冲。头痛如刺，痛有定处，为瘀血。头重如裹而痛，为湿邪上蒙。若头晕，兼见头面轰热，口苦耳鸣，烦躁易怒，脉象弦数，为肝阳上亢。头晕而兼见头重胸闷，脘腹胀痛，呕吐痰涎，舌苔白腻，为痰浊中阻；头晕而兼见面色苍白，心悸气短，精神倦怠，脉虚无力，为气血两虚；头晕而兼见耳鸣眼花，腰膝酸软，男子遗精，女子带下，为肝肾不足。全身当辨有无疼痛？在何部位？时间久暂？昼夜孰甚？若身痛而发寒热者，为外感。关节肌肉疼痛者，为痹证；劳损之病忽身痛者，为精血不能濡养；肢体麻木而痛，为气滞血瘀；若不痛者，为气血虚弱。拇指、示指麻木者，为中风先兆；腰痛沉重阴雨天更甚者，为寒湿；腰刺痛不移而难以转侧者，为瘀血；腰酸软而夜尿多者，为肾虚；小便淋漓而痛者，为湿热。

（四）二便

二便为一身之门户，向二便可辨寒热虚实。当问大便或秘或溏？时间、次数、状态、颜色、气味如何？有无脓血和里急后重？是否吐泻并作？若便秘而痞满燥坚，属实热证；便溏而泄泻不止，属虚寒证。便秘兼血虚者，为血枯肠燥；兼四肢倦怠，传送无力，为中气无力。腹泻而兼里急后重，便下脓血者，为痢疾；便下稀水，无里急后重，只腹微痛者，为泄泻。每日凌晨即肠鸣腹泻，为五更泄。时欲溲便不能自制者，为中气下陷。泄泻稀水臭秽，脘腹硬满而痛，为热极旁流。大便黑如胶漆为瘀血，色紫如酱为湿热。

次问小便颜色、尿量？有无频数、涩痛、自遗、癃闭？夹有精、血、砂石、白带否？若小便短赤则为热，清长则为寒；过多为肾阳不足，过少为津液耗伤。小便频数、短赤、涩痛或如米泔者，均为湿热；涩痛带血为血淋，夹砂石为砂淋、石淋，夹津液为膏淋；尿频而色清白为气虚，平人遗尿为膀胱失去约束力，危重患者小便失禁为肾气将绝；多渴多尿为消渴病。小便不利、口渴者热在上焦；不渴者热在下焦。癃闭而腹胀呕逆为下焦蓄热；年老体弱、脉沉肢冷为肾阳不足；癃闭而肿胀喘呕为难治危证。

（五）饮食

问饮食可察胃气之清浊，辨脏腑之阴阳。当问思食与否？或饥不欲食？或消谷善饥？或饥饱不匀？有无嘈杂、嗳腐、吞酸？若病中能食，为胃气未伤；病中食减，胃气渐虚。得食病增属实，得食反安属虚；不欲饮食，嗳腐吞酸，为宿食；饥不欲食，胃中嘈杂，为痰火。消谷善饥为胃阴不足，能食而胀为胃强脾弱；饥不欲食，食则吐为虫证；食后即吐为反胃；食后忽然吐泻，应考虑食物中毒。口苦为胆热，口酸涩为肝热，口腻、口甜为脾湿上泛，口淡为胃气虚，口腥为肺热，口咸为肾寒。好食辛辣厚味多肺胃积热，好食茶酒则生湿，多食糖果易成龋齿。

（六）胸腹

了解胸腹情况可辨寒热虚实。当问胸腹胁肋有无疼痛痞满？有无彻痛、胀痛、窜走作痛？若胸中痞满为湿热，满欲捶打乃快为痰水交结、气机阻滞；胸背彻痛为胸痹，胸痛潮热为痨瘵，胸痛咳吐脓血为肺痈；胸胁满痛窜走为肝气郁滞，刺痛不移为瘀血；两胁胀痛，胃脘灼热吐酸，为肝气犯胃。腹痛喜按为虚，拒按为实；喜热为寒，喜冷为热。暴痛而食后痛甚，痛有定处，多属实证；久痛而食后痛减，痛无定处，多属虚证。腹痛肠鸣，呕吐泄泻，身热烦躁者，为实热证；腹痛绵绵，大便泄泻，肢冷恶寒者，为虚寒证。绕脐痛而腹满便秘，为肠中有燥屎；腹痛有块而痛在一处，入夜更甚，为肠中有瘀血。腹痛吐清水，肚大青筋，吐下蛔虫，为虫积作痛；腹中急痛，胀满欲死，呕吐黄黑青绿色水者，为肠中堵塞，腑气不通之危证。

（七）耳鸣耳聋

问耳鸣、耳聋，可察病之虚实。当问有无耳鸣、耳聋？起病久暂？耳似蝉鸣，或如潮水，为实证；耳鸣重听，鸣声断续，为虚证。暴聋属实，久聋属虚。老人渐聋，为肾气虚惫；久病忽聋，为精脱之兆。

（八）口渴

问渴可察里之寒热虚实。当问口渴与否？喜热喜冷？渴而消水与不消水？或饮一溲二？或漱水不欲咽？若不欲饮或喜热饮，饮而不能消水，为寒证；渴而喜饮或喜冷饮，饮而消水，为热证。渴不喜饮多湿热；但欲漱水不欲咽，为有瘀血或热在血分。先渴后呕，湿停胃中；先呕后渴，胃液受伤。

（九）睡眠

询问睡眠的异常变化可以了解机体的阴阳盛衰情况。当问有无失眠、多梦或不寐？有无嗜卧或昏睡？若阴血不足，阳热亢盛，以致心神不安，难以入寐的，多见心烦不寐；若心脾两虚，血不养心，以致心阴不足，心不能安，多见心悸不寐。痰火、食积所致之失眠，多见胃部不适；肠鸣腹胀，胸脘痞满，乃“胃不和则卧不安”之证。阴液大虚多彻夜不眠；魂不守舍多噩梦纷纭。经常头目昏沉而嗜卧，多为湿困脾阳；高热昏睡不醒，多热入心包之证；闭眼即睡，呼之即醒，朦胧迷糊，为神气大衰。

（十）旧病和起因

了解旧病和起因，可以更全面地掌握病情。当问患过什么疾病？有无遗传或传染？父母妻子有无特殊疾病？此次患病发病缓急？病程长短？若原有失血、痨瘵等病，一般阴液多虚；经常感冒之人，常卫外阳气不固。痢疾后经常腹痛腹泻，多转为休息痢；疟疾后胁下有痞块，多为疟母。起病急，病程短，多为急性病；起病缓，病程长，多为慢性病。起病轻而逐渐加重，为病邪深入；起病重而逐渐减轻，为正盛邪衰。先贵后贱，多为地位改变，乃精神受屈辱之“脱营”证；先富后贫，乃因生活不适，为身体受损之“失精”证。

四、象数与切诊

切诊包括切脉和触诊。切脉古用遍诊法，从《难经》起则独取寸口。百脉皆朝于肺，故独取寸口，这一部位更能反映全身情况，经临床验证，脉与气血之变化如影随形。《景岳全书》说：“脉色者，血气之影也。形正则影正，形斜则影斜，病生于内，则脉色必见于外，故凡察病者，必先明脉色。”触诊早见于《内经》，《灵枢·论疾诊尺》说：“独调其尺，以言其病。”后世更扩大到按手足、按肌表、按胸腹等。下分脉诊和触诊两项来谈。

（一）脉诊

脉诊是一门较难掌握的诊断技术，如《褚氏遗书》说：“博涉知病，多诊识脉，屡用达药。”意思是说，要多次从诊断上去锻炼切脉技术，才能辨清复杂的脉象。切脉独取寸口，寸口位置在两手的手腕部，以掌后高骨相对处为关部，关前为寸部，关后为尺部，每部又分浮、中、沉三候以诊脉，合称“三部九候”。又取两手寸、关、尺以配脏腑：左寸配心，包络为心外卫，小肠与心相表里，故在同一部位候之；左关配肝胆；左尺配肾与膀胱。右寸配肺与大肠；右关配脾与胃；右尺配命门与三焦。诊脉时要思想集中，呼吸均匀，下指排布合适，患者仰掌平放，然后诊之。候脉手法：轻取曰“举”，重取曰“按”，中取曰“候”，委曲求之曰“寻”。还有一些对脉象位置的固定描述：从尺部上于寸部的曰“上”，从寸部下于尺部的曰“下”；从骨肉之分出于皮肤的曰“来”，从皮肤之分还于骨肉的曰“去”；应指为“至”，停顿为“止”。为了从脉象上以常测变，还要谈到平人脉象，平人脉象分胃、神、根三种状态。

1. 胃——指脉有胃气，其象均匀和缓。若偏浮偏沉、乍快乍慢，为脉无胃气。

2. 神——指脉有神气，其象在指下光圆润滑。若硬挺搏指，为无神气。

3. 根——指脉有根底，其象为久按根底不绝。若久按根底松散，为脉无根。

若脉象失去胃、神、根，则为病脉，病脉有二十八脉，现分部位、至数、长度、宽度四方面，下再分为脉跳皮毛间、脉跳筋骨间、脉形跳快、脉形跳侵、脉形歇止、脉形长迢、脉形短凸、脉形粗大、脉形细小几类，现列表如下（表 24）。

表 24　二十八脉象病证鉴别

部位	浮部	浮	跳在皮毛之分，轻取即得。主表证。
		革	跳在皮毛之分，粗大强直，硬挺搏指，但外坚中空。主肾精亏阳气浮越。
	沉部	沉	跳在筋骨之间，重按乃得。主里证。
		牢	跳在筋骨之间，粗大强直，硬挺搏指。主阴寒积聚之包块。
		伏	跳在筋骨之下，推筋着骨乃应，甚或无脉。主邪闭或虚脱。
至数	跳慢	迟	一息三至。主寒主虚。
		缓	一息四至，但来去之势徐缓。主痰湿。
	跳快	数	一息六至。主实主热。
		滑	往来流利。主痰主食。
		疾	一息七、八至。主热极或亡阳。
	歇止	涩	往来滞涩。主瘀血或精血虚。
		结	缓时一止，止无定数。主虚证亦主滞塞。
		促	数时一止，止无定数。主阳盛或虚脱。
		代	脉来歇止，止有定数。主心脉阻滞或脏气将绝。

续表

长度	长迢	长 — 长过寸关尺之位，直上直下，非如他脉参差不齐。主邪气盛或肝阳亢。
		弦 — 如弦端直，无参差不齐，但不超过本位。主肝胆病或积聚证。
	短凸	短 — 中间凸起，两头俯下。主气虚或血滞。
		动 — 中间凸起，两边绝无，如豆滚指下。主孕妊或实热。
宽度	粗大	虚 — 脉形粗大无力，见于浮部。主诸虚证。
		实 — 脉形粗大有力，三部皆然。主诸实证。
		洪 — 脉形粗大，但来盛去衰，状若波涌。主热证。
		芤 — 浮大中空。主精血亏损。
		紧 — 脉形粗大，绞搏指下。主寒主痛。
		散 — 脉形粗大，略按即无。
	细小	濡 — 细小虚软，如棉浮水面。主湿滞。
		弱 — 细小虚软，跳在筋骨间。主气血不足或阳虚。
		细 — 细如蛛丝，指下清楚。主阴血亏。
		微 — 细小模糊，主阳虚阴伤。

古人根据象数之理，对二十八脉的应用提出了很多方法，如对举法、推断法、比类法、求独法等，现述如下。

1. 对举法

将二十八脉分为十四组，对举以候其病。浮与沉，一升一降，浮主升，沉主降。迟与数，一慢一急，迟慢而数急。虚与实，一刚一柔，虚者柔，实者刚。长与矮，一盈一缩，长为盈，短为缩。滑与涩，一通一滞，滑通而涩滞。缓与疾，一弛一张，缓弛而疾张。动与伏，一出一处，动为出，伏为处。结与促，一阴一阳，结为阴，促为阳。洪与微，一盛一衰，洪主盛，微主衰。革与牢，一空一实，革为空，牢为实。弦与芤，一气一血，弦主气分，芤主血分。濡与紧，一软一硬，濡者软，紧者硬。代与散，一久一暂，代多久病之危证，散多暴病之绝证。大与小，一强一弱，大为体强，小为体弱。

2. 推断法

清代医家柯韵伯对诊脉有六种推断法，包括正看法、对看法、互看法、反看法、平看法、全看法等，现分述如下。

正看法——如阳脉为阳病，阴脉为阴病。

对看法——如有浮必有沉，阳盛阴必虚。

互看法——如阳病见阴脉为亡阳，阴病见阳脉为亡阴。

反看法——如先见阳脉，后见阴脉，阳消阴长为病进；先见阴脉，后见阳脉，阴消阳长为病退。

平看法——如本为阳脉复兼阳脉者，为纯阳，阳盛阴必虚；本为阴脉复兼阴脉者，为纯阴，阴盛阳必虚。

全看法——脉象未变，身体由强转弱，为病进；反之，由弱变强，为欲愈。

3. 比类法

多将脉象与时令、六淫、七情比类。以时令比类，如春气应肝而脉弦，夏气应心而脉洪，长夏应脾而脉缓，秋应肺而脉浮，冬应肾而脉沉等。以六淫比类，则浮为风，紧为寒，洪为暑，濡为湿，涩为燥，数为火。以七情比类，则喜脉缓，怒脉弦，悲脉短，忧脉涩，思脉沉，惊脉动，恐脉促。

4. 求独法

脉象求独，就是用象数之法，抓住脉象独特表现来分析病情。从脉象之独特来看，则有独大、独小、独迟、独数之别；从脏腑与时令来看，如心宜洪而反浮，夏宜洪而反沉，长夏宜缓而反弦，秋宜浮而反洪，冬宜沉而反缓，皆有脏气相克之病。再从分部求独，如各部皆和，只一部出现独特之脉，即知该部发生了病变。《景岳全书》说：“独者，谓诸部无恙，唯此稍乖，乖处藏奸，此其独也。”

（二）触诊

触诊包括按手足（含诊尺肤在内）、按肌表、按胸腹等内容，触诊可辅助发现多种病证，应予重视。

1. 按手足

言手足实际包括四诊在内，四肢为诸阳之本，为脾胃之主，所以诊四肢的寒温，可以测知阳气的存亡、脾胃的盛衰。手足冷，新病为寒邪盛，久病为脾阳虚；手足温，新病为里有热，久病为脾经热。手背热盛于手心热，为外感；手心热盛于手背热，为内伤。手冷足温，多汗妄语者，为痰火内闭；手温足冷，多为内伤湿热。再说诊尺肤，尺肤是指从掌后横纹至肘部的一段皮肤。若尺肤滑者多为风邪，尺肤涩者多为血痹，尺肤冷者为阳虚，尺肤热者为实热。

2. 诊肌表

诊肌表是触诊全身皮肤的冷热、润燥、肿胀情况，来诊断疾病变化。如身多热者邪气盛；身多寒者阳气衰。若乍按皮肤热甚，久按皮肤不热者，为邪在表；若乍按皮肤不热，久按皮肤热甚者，为邪在里。肌表潮润者多有汗，干燥者多无汗。肌肤甲错者为内有瘀血。若肿胀，按之随手而起者为肤胀；按之凹陷不起者，为水肿。

3. 按胸腹

按胸腹可直接了解脏腑的病变。若左乳下虚里穴搏动过快，为宗气受伤；虚里搏动缓时一止，为心络瘀阻。心下胃脘部硬满而痛，为结胸；濡软不痛，为痞气。腹满按之痛者属实；不痛者为虚。按腹部，热甚者为内热，冷者为里寒。右少腹按之痛不可忍，多为肠痈；左少腹按之结块累累，多为燥屎。包块在左胁下大如覆杯，乃肝之积，名“肥气”；在右胁下有包块，乃肺之积，名“息贲”；在脐上大如臂，上至心下，为心之积，名“伏梁”。在胃脘大如盘，饥发饱减，为脾之积，名“痞气”。在少腹下，气上冲胸，为肾之积，名“奔豚”。指下如蚯蚓蠢动应手，或久按有起伏聚散，上下往来，或有物如筋之硬，久按转移者，均为虫积。

第二节 象数与辨证

辨证所依据的是证候，证候皆有象可见、有形可征。辨证纲领则皆有定数，如以临床的三大辨证体系而言，则以六经论伤寒，卫气营血和三焦论温病，以五脏论杂病。以辨证之总纲而言，则以八纲贯串于三大体系为辨证纲领。由此可见，辨证纲领融入了三、四、五、六、八等数理，所以象数与辨证密切相关。再就阴阳五行而言，六经、八纲、卫气营血辨证，皆本阴阳而来；三焦、五脏辨证，皆本五行而来。下面就分别介绍各大辨证纲领，以便了解古人是怎样把象数融入其中的。

一、六经辨证

《内经》本《易经》阴阳之理，六爻之论，提出了三阴三阳六经学说。在《内经》中，六经有三种排列次序：一是按厥阴、少阴、少阳、太阴、阳明、太阳的次序排列的，这是为了代表四季的气候变化。二是按少阳、阳明、太阳、厥阴、少阴、太阴的次序排的，这是为了代表阴阳的消长变化。三是按太阳、阳明、少阳、太阴、少阴、厥阴的次序排列的，这是用以阐明天人之间的气化活动规律。《伤寒论》用的是第三种排列方式。但六经和脏腑经络是不可分割的，因脏腑经络是六经气化活动的场所，而六经之气的升降、出入、离合都是脏腑经络的生理功能。

从脏腑看，三阳主外运，从下而上，三阴主内用，从内而外；合则阴阳配偶，离则各异其用；其活动方式，不外升已而降，降已而升。从经络看，营卫气血运行于其中，前人将经络的功能称为经气，营卫气血的功能称为脉气，六经则合此经气和脉气于一体。具体言之，营血合脉气为一体，卫气合经气为一气，而营卫气血又皆出自中焦水谷精微所化生。然后上归于肺，敷布全身，内营脏腑，外濡肢体，这就是六经气化的常态。但有常则有变，六经一阴阳也，阳过动则其气外露而害生，阴过静则其用不彰而弊出，因而便产生了阴阳失衡的病理变化。伤寒六经从太阳病到厥阴病，就是把不同脉证，根据六经阴阳之气的多少异用，形成了六类既是独立存在、又是相互影响的证候群，以便找出全面的治法来。

（一）太阳病

太阳病以脉浮、头痛、项强、恶寒为提纲证。现将其病理分析如下。

脉浮——因太阳为阳盛阶段，若太阳一经受阴寒之邪侵袭，则产生人体阳气向外抗病之象，因而在脉象上反映出浮的现象。

头痛项强——头项为阳经之会，太阳经脉交于头项，寒为阴穴，阴邪上临阳位则阳病，故头痛项强。

恶寒——卫外之阳气受阴寒侵袭，则恶寒。

从以上太阳病提纲证的分析可以看出，太阳乃阳盛阶段，今为阴寒侵袭则引起一系列病变。太阳病以经腑辨证，以证候为主，经证为正证，腑证为变证，由于太阳病经先受病，故以经证为提纲证，如果太阳经证罢了，则太阳病便告终结；太阳提纲证能贯彻太阳病始终，故太阳篇条文皆冠以太阳病三字。

（二）阳明病

阳明病以“胃家实”为提纲证。阳明代表阳气极盛阶段，因胃腑属土，万物所归，无所复传，阳热之气，遏而不能行，聚于胃肠，则形成胃家实之证。故阳明病以经证为正证、腑证为变证，经证贯穿于阳明病始终，所以阳明篇条文皆冠以阳明病三字。

（三）少阳病

少阳病以口苦、咽干、目眩为提纲证。少阳已进入阳气少的阶段，以达阳极阴生的枢转阶段，口、咽、目皆里外枢转之部。少阳之腑为胆，胆火上炎则口苦，津为热耗则咽干，风火上扰则目眩。但少阳病以半表半里的柴胡证为正证，胆经里热证为变证，由于少阳的病机是胆腑先病，便以胆腑证为提纲证，所以少阳篇条文不冠少阳病三字。

（四）太阴病

太阴为阴气盛阶段，阴气下抑，阳气退入地下，结合人体乃脾不能为胃行其津液，脾家虚寒之候。其提纲证有腹满而吐，食不下，自利益甚，时腹自痛，若下之，必心下结硬。

腹满而吐——脾胃虚寒，气机痞塞，故腹满；寒气上逆，故吐。

食不下——乃胃寒不能受纳。

自利益甚——脾胃虚寒，阳气下陷，水湿不能运化，脾胃更伤，因果交替，下利日益加重。

时腹自痛——阴寒阻滞，阳气不通，故时腹自痛。

若下之，必心下结硬——本阴寒之证误为实热而下之，必然导致心下胃脘部结硬。

太阴病机为脾先受病，以寒证吐利为正证，热证吐利为变证，但提纲证病跨脾、胃、肾三经，故不能将提纲证冠于条文之首。

（五）少阴病

少阴处阴气少阶段，病及心肾，虽以虚寒为主，但可化热，所以提纲证为“脉微细，但欲寐”。

脉微细——脉微为肾阳衰，脉细为心阳虚。

但欲寐——乃阳气大衰，精神疲乏之象。

少阴病以寒化为正证，热化为变证，故以阳气虚衰之“脉微细，但欲寐”为提纲证，若少阴病得阳气来复，则少阴病就算终了，故提纲证冠于条文之首。

（六）厥阴病

厥阴属阴尽阳生阶段，故出现绝阴绝阳的病变，邪正交争达于极点，阴阳之气以致不相顺接，故出现偏盛偏衰或寒热错杂之证。提纲证乃寒热错杂之证，现分述如下。

消渴，气上冲心，心中疼热——此乃阳热之气上逆所致。

饥而不欲食，食则吐蛔——乃肝寒横逆犯脾，脾难运化，故虫亦随肝气上逆而吐出。

若下之，利不止——乃上热下寒之证，反用下法，寒邪加重，故下利不止。

厥阴乃阴阳偏盛达于极限，以寒热错杂为正，热极或寒极为变证，正证只有提纲证一条，其余皆是变证，故提纲证不做条文冠首。

二、卫气营血辨证

从叶天士开始，很多温病学家都从临床实践中发现，温病的病理变化和证候表现都与卫气营血的失调有关，所以把卫气营血作为了温病的辨证纲领。在温病复杂的病变中，可用卫气营血表示温邪为病的浅深。叶天士说："肺主气属卫，心主血属营。""卫之后方言气，营之后方言血。"陈光松更进一步阐述说："自其约而言之，则卫为气，营为血；循其等而言之，则卫为气之标，气为卫之本，营为血之帅，血为营之徒也。是以气居卫之后，血居营之后也。"下按卫、气、营、血分论之。

（一）卫分

卫分之象，一般均有恶风与发热并见的特点，若有一分恶寒未罢，都表示卫分证未罢。因卫气布于肌表，行于脉外，司汗孔开合，内合于肺。温邪初起，先从口鼻上受，入于肺卫之分，导致温邪袭表，卫气不宣，腠理失于阳气温煦，故恶风；卫气与邪气相争，故发热。《素问・调经论》说："阳受气于上焦，以温皮肤分肉之间，今寒气在外，则上焦不通，上焦不通，则寒气独留于外，故寒栗。”“卫气不得泄越，故外热。”卫分证还有口渴、自汗、苔薄白欠润、脉浮数等证，表示温邪在表，但内有津伤之象。

（二）气分

凡温邪已离卫分，未入营血分之证，均属气分范围。气分乃邪热入里，为温病极期阶段，涉及胸中、肺、胃、肠中、肝胆、三焦、膜原等部，病变广泛，现将各部证候分述如下。

热扰胸中——则出现胸中痞满、心烦懊侬、身热苔黄等气机不利证。

热邪壅肺——则出现身热喘咳、口渴喉痛，甚则唇舌青紫、鼻翼扇动等肺热气壅证。

胃热炽盛——则出现壮热大汗、烦渴饮冷、舌苔黄燥、脉象洪数等胃腑热极证。

热结肠中——则出现腹满硬痛、大便秘结或热结旁流、苔黄起刺、脉象沉实有力之腑实证。

肝胆湿热——则出现目黄、身黄、小便黄之湿热黄疸证，或寒热往来、口苦目赤、小便短赤、苔黄脉弦而数等肝胆湿热证。

邪恋三焦——则出现寒热如疟、口苦胁痛、胸脘痞闷、小便不利、苔黄腻、脉弦数等湿热郁阻半表半里证。

邪伏膜原——则出现寒热往来、肢体酸重、渴饮呕逆、脘腹胀闷、苔白腻如积粉、脉濡而数等湿热滞于膜原证。

（三）营分

营气行于脉中，与心和血脉相通，推动血的运行，故成为血外的一层，故曰：“营之后，方言血。”温邪由卫分或气分传来，一般首先波及营分，故可耗伤营阴，扰乱神明，出现身热夜甚，斑疹隐隐，舌质红绛，脉象细数；或心烦不寐、神昏谵语等症。

（四）血分

凡营分受邪不解，必然深入血分，或直接由卫分、气分传入血分，导致温热之邪伤及血分，而见身热如烙，夜热更甚，舌质深绛，脉象弦数；耗血动风，则发痉厥；灼伤血络，则斑疹透露；迫血妄行，则见吐血、衄血、溲血、便血；热扰心神，则见躁扰发狂、谵妄昏迷。

三、三焦辨证

三焦在中医历史上存在“有名有形”和“有名无形”之争，但三焦和一般脏腑不同，是指内脏的组织，这些组织又涉及内脏上、中、下三部，后人从单一的解剖观念出发，就产生了种种怀疑，提出了各样猜测。张景岳在《类经》中说：“‘三焦’确有一府，盖即脏腑之外，躯体之内，包罗诸脏，一腔之大府也。”薛生白在《湿热条辨》中说：“膜原者，……三焦之门户，实一身半表半里也。”由此可见，三焦为一腔之大府，包括了解剖上的胸腹膜和横膈在内，其气与膜原、腠理相通。至于后世医家认为是脂膜、是油网、是胰腺、是淋巴管之说，则离题更远了。下面主要从三焦辨证的实际出发，分上、中、下三部以概述之。

（一）上焦

上焦部位在胃上口，贯穿横膈膜而上于胸中，与咽管（食管）并列，和咽管并列部分正是心肺所居之处。《灵枢·营卫生会》说：“上焦出于胃上口，并咽以上，贯膈而布胸中。”若温邪上受，则首先引起上焦手太阴肺及代心受病的手厥阴心包络的病变。出现证候：邪偏表者，则因卫气遏阻，而见微恶风寒，身热自汗，口微渴，尺肤热，两寸浮大动数。邪偏肺者，则见轻微寒热，喘咳汗出，口渴苔黄，脉象浮数。逆传心包者，则见高热不退、神昏谵语、舌红绛、脉弦数等证。《温病条辨》说：“太阴之为病，脉不缓不紧而动数，或两寸独大，尺肤热，头痛，微恶风寒，身热自汗，口渴，或不渴而咳，午后热甚者，名曰温病。”《温热论》说：“温邪上受，首先犯肺，逆传心包。”若湿热之邪为患，则见恶寒足冷、身热不扬、不汗出、胸痞闷、头身重痛、渴不思饮、苔白微腻、脉象濡数等症。湿热入于营分，则见高热稽留，神志如蒙，舌苔垢腻，脉象亦见濡数。

（二）中焦

中焦部位在横膈之下，与胃府平行的部位，这正是脾胃所居之处。《灵枢·营卫生会》说：“中焦亦并胃中，出上焦之后。”温邪传至中焦，可能发生两种病变：一是温邪传入阳明胃府，从阳明化燥而成里实热证。一是湿热之邪首犯中道，邪从太阴脾阴化，使中焦气机升降失调，形成湿热夹杂之证。《温病条辨》在按语中说：“湿温较诸温，病势虽缓而实重，……中焦病最多，详见中焦篇，以湿为阴邪故也。”又说湿温“中焦病重，故以升降中焦为要”。从阳明燥化的里热实证有面目俱实、语声重浊、呼吸俱粗、大便闭、小便涩、舌苔老黄、甚则黑有芒刺、但恶热、不恶寒、日哺热甚等症状（《温病条辨》）。从太阴阴化之湿温病，则有热重于湿、湿重于热、湿热胶结等类型。

（三）下焦

下焦在脐以下的小腹部分，这里是回肠、膀胱所在的部位，为肝肾所主。《灵枢·营卫生会》说：“下焦者，别回肠，注于膀胱，而渗入焉。”若温邪久留，阴亏而水不涵木，则导致足厥阴肝经的病变，轻则出现夜热早凉、热退无汗等症；重则出现阴虚风动，引起发痉发厥诸证。若真阴亏损，或阳亢阴竭，则导致足少阴肾经阴液耗伤的虚证，多见手足心热、耳聋、脉虚大诸症。《温病条辨》说：“夜热早凉，热退无汗，热自阴来者，青蒿鳖甲汤主之。”又说：“痉厥神昏，舌短烦躁，手少阴证未罢者，先与牛黄、紫雪辈，开窍搜邪；再与复脉汤存阴，三甲潜阳，临证细参，切勿倒乱。”

四、五脏辨证

各科杂病皆有固定的病位，有脏腑经络可寻，病理传变皆按五脏的生克乘侮进行，所以建立起了五脏辨证体系。现将五脏常见的症状及疾病分列于下。

（一）肺

1. 肺的常见症状

鼻塞、鼻干、鼻痒、鼻肿、鼻痛、鼻涕、鼻翼扇动、喉痛、喉干、咳逆、喘息、痰鸣、胸痛、少气、太息、喷嚏、忧愁、悲哀、大便燥结、肌肤甲错、毛发焦枯、缺盆连肩胛痛等。

2. 肺的常见疾病

感冒、咳嗽、哮喘、肺痨、肺痈、肺痿、肺胀等。

感冒——凡人体触犯外邪而发病者，称为感冒。由于本病的主要病因为风邪，所以又称为伤风。有些感冒能够引起传染和流行，故又有时行感冒之名。

咳嗽——气逆为咳，痰动为嗽。所以有声无痰，称为咳；有痰无声，称为嗽。

哮喘——喉中痰鸣称为哮；呼吸气急称为喘；痰鸣气急称为哮喘。

肺痨——凡具有咳嗽、咯血、潮热、盗汗等证候特征，并能相互传染者，称为肺痨，因痨的病变中心主要在肺。

肺痈——凡肺部发生痈疡，出现咳则胸痛、吐痰腥臭，甚则咳吐脓血者，称为肺痈。

肺痿——肺叶萎缩不用，咳吐浊唾涎沫，称为肺痿。

肺胀——久患咳嗽、哮喘不愈，出现胸中烦闷，膨膨胀满，上气喘咳，甚则唇舌发绀，面目四肢浮肿，称为肺胀。

3. 肺病传变规律

按五脏学说，分为本脏自病、相生关系失去平衡和相克关系失去平衡三方面，皆有象可见，有数可计，现述如下。

（1）本脏自病：凡病变不涉及他脏而只局限于本脏的，称为本脏自病，有肺气不足和肺阴亏损两方面。

肺气不足——其病象有喘咳气短，痰多而稀，少气懒言，声音低微，面色㿠白，怯冷自汗，舌淡苔白，脉虚无力。

肺阴亏损——其病象有咳嗽无痰，或痰少而黏，鼻燥喉干，声音嘶哑，舌干无苔，脉细而数。

（2）相生关系失去平衡的病变：肺脏相生关系失去平衡的传变，在脏气太过方面，包括母病犯子和子病及母两类；在脏不及方面，包括母不顾子和子盗母气两类。

金病及水——此乃相生关系失去平衡，脏气太过所引起的病变，称作"母病及子"。因金为水母，即肺病及肾所致之实证。以肺风水肿为例。风水先面目浮肿，继则四肢、全身皆肿。肢节酸痛，小便不利，发热恶风，汗出口渴，时时喘咳，苔薄白，脉浮数。此乃外受风邪，肺气不宣，不能通调水道，下输膀胱，风水相搏所致。

金病及土——此乃子病犯母，肺病及脾之实证，因金为土之子。以肺病生痰为例。先由外感引发哮喘，鼻塞喷嚏，喉中作痒，咳嗽气急，呼吸不利；继则痰鸣有声，胸闷咽塞，咳吐甚多，浓稠黏滞，苔滑腻，脉浮紧。此乃外邪引发痰饮，外邪闭塞皮毛，失于表散，以致引动痰饮上逆，肺失清肃所致。

金不生水——此乃相生关系失去平衡，脏气不及所引起的病变，称作"母不顾子"，肺虚及肾之虚证。以肺肾阴虚为例。干咳咯血，喉中干燥，声音嘶哑，盗汗遗精，腰酸腿软，骨蒸潮热，舌红少津，脉象细数。此乃肺阴久亏，以致肾阴亦虚而生内热，化燥伤络所致。

金虚土弱——此乃"子盗母气"，肺病及脾之虚证。以脾肺气虚为例。洒淅恶寒，短气自汗，忧郁憔悴，面色淡白，常感外邪而加重。进而倦怠嗜卧，四肢不收，饮食乏味，身体重痛，舌淡苔白，脉大无力。此乃肺之表气不固，导致脾虚气弱，引起化源不足，肺气更虚。

（3）相克关系失去平衡的病变：肺脏相克关系失去平衡的病变，在脏气太过方面，包括相乘的金行乘木、相侮的金旺火郁两类。在脏气不及方面，包括反乘的火旺金囚、反侮的木旺金伤两类。

金行乘木——此乃肺病传肝。以肺燥肝热为例。先见感冒咳嗽，鼻塞流涕，进而出现口苦咽干，头晕目眩，苔薄白，舌边红，脉象浮大弦数。此乃外邪犯肺，久则入半里化热，波及肝胆，形成肺病传肝之实证。

金旺火郁——此乃肺病传心。以肺热化火为例。先见咳嗽有力，痰稠而多，继则咯血、衄血，舌红苔黄，脉滑而数。此乃肺热气壅，热郁化火，金旺火郁之象。

火旺金囚——此乃脏气不及引起的病变，现举心热肺燥为例。先因潮热盗汗，心烦失眠，继则干咳鼻干，大便燥结，舌红少津，脉象细数。此乃肺中津液不足，受到心火反乘所致。

木旺金伤——此乃肝火侮肺之虚证。如肺痨患者，多愁易怒，胸胁疼痛，继则出现干咳咯血，喉痛声嘶，舌边红，苔薄黄，脉象弦数。此乃阴虚而肝火偏亢，反侮肺金之象。

（二）心

1. 心的常见症状

有神昏、妄见、谵语、郑声、烦躁、多梦、独语、默默、恍惚、发狂、面色红赤、唇舌爪甲青紫、舌质强硬蹇涩、五心烦热、手臂挛急，以及汗液、脉搏的变化等。

2. 心的常见疾病

有心痛、心悸、百合病、失眠、健忘、嗜卧、癫狂、痴呆等。

心痛——凡胸部及心窝处，特别是胸前虚里穴附近发生猝然大痛，绞急如刺，不得俯仰，称为心痛。胸中窒闷的胸痹，则为心痛的早期症状。

心悸——凡自觉心跳加快，惊慌不安，甚则不能自主者。

百合病——凡热邪内留，损伤心肺之阴，而病及百脉者。

失眠——凡出现经常不得入睡，睡后易醒，甚至彻夜不眠者。

健忘——记忆力明显减退，遇事健忘者。

嗜卧——不论昼夜而时时欲睡，呼醒复睡者。

癫狂——凡因神志失常，出现意志不乐，沉默痴呆，语言颠倒，静而多喜者，为癫证；出现喧扰不宁，躁妄打骂，不避亲疏，动而多怒者，为狂证。

痴呆——终日默默，神志不清，忽哭忽笑，美恶全分不清者。

3. 心病传变规律

分本脏自病、相生关系失去平衡和相克关系失去平衡三方面，现述如下。

（1）本脏自病

心阴血虚——其病象有心悸、健忘、失眠、多梦、心烦、舌尖干红、脉象细数等症。此乃阴血不足，心失所养引起。

心火上炎——其病象有心中烦热、狂躁谵语、面赤口渴、舌上生疮、小便黄赤、苔黄脉数等症。此乃心火上炎，津液灼伤所致。

（2）相生关系失去平衡的病变

火盛及土——火盛及土，是相生关系失去平衡，脏气太过所致的病变，为"母病及子"，心病及脾的实证，现举热积胃府为例。症见烦渴喜冷，消谷善饥，口臭唇焦，牙龈肿痛，便秘苔黄，脉象洪大滑数。此乃火热炽盛，积于胃腑所致。

火病及木——火病及木，是脏气太过引起的病变，为"子病犯母"，乃心病传肝的实证，现举热极动风为例。症见高热不退，神昏谵语，进而发生四肢抽搐，角弓反张，舌质红，脉弦数。此乃心火炽盛，热极动风所致。

火不生土——火不生土，乃脏气不及引起的病变，为"母不顾子"，心病及脾之虚证，现举五更泄为例。症见黎明之前，脐下作痛，肠鸣泄泻，泻下之物完谷不化，泻后即安。少腹畏寒，下肢厥冷，腰膝酸软，小便清长，舌苔淡白，脉沉而迟，此肾命之火衰微，失其闭藏之职，肾不能为胃关，故于黎明之前阴寒极盛时刻发生泄泻。

火衰木病——火衰木病，为"子盗母气"，属心病及肝之虚证，现举血不养筋为例。证见心悸失眠，面白无华，继则筋脉拘挛，爪甲枯燥，舌苔淡白，脉象弦细而涩。此火衰而心血不足，不能养肝木以致筋脉失养所致。

（3）相克关系失去平衡的病变

火行乘金——火行乘金，是心之脏气太过引起的病变，乃心火伤肺之证。症见发热汗出，心烦口渴，喘咳气粗，痰黄而稠，鼻翼扇动，面赤鼻衄，舌苔黄燥，脉象浮洪之候。此乃火行乘金，心热犯肺，津液灼伤所致。

火旺水枯——火旺水枯，乃脏气相侮，热盛伤阴之病变。症见尿血鲜红，小便热赤，烦渴少寐，口舌生疮，舌尖红，脉洪数。此乃心火独亢，灼伤肾阴，移热下焦所致。

水盛克火——水盛克火，乃心之脏气不及引起的病变，属反乘之虚证，现举水饮凌心为例。症见心悸气短，四肢厥冷，小便不利，甚则浮肿，舌苔淡白，脉象沉细等证。此乃肾中水饮停聚，上犯凌心所致。

金冷火衰——金冷火衰，属反侮之虚证，现举寒滞胸痹为例。症见喘息咳唾，胸背疼痛，四肢逆冷，苔白脉沉。火本克金，火衰而金冷，火反受金之侮，肺寒大盛，反而心火衰微所致。

（三）脾

1. 脾的常见症状

有四肢酸软、麻木、消瘦、呵欠、吞酸、嗳腐、呃逆、食少、便溏、腹泻、矢气、便下脓血、大便秘结、大便失禁，口有酸、甜、苦、淡、辣、腻、渴、干等变化，口㖞、口噤、口多清水、口角流涎，唇有青紫、淡、绛等色，唇裂、唇颤、唇缩、唇生白点，腹满、腹胀、肠鸣、上闭下脱、消谷善饥等。

2. 脾的常见疾病

有呕吐、呃逆、噎膈、反胃、食滞、便秘、疟疾、霍乱、臌胀、痿病、痹病、历节风、积聚、泄泻、痢疾、黄疸、水肿、脘腹痛等。

呕吐——凡因胃失和降，声物俱出者，称为呕吐；有声无物谓之呕，有物无声谓之吐。

呃逆——凡气逆上冲，喉间呃呃连声，令人难以自制者。

噎膈——饮食至咽中则哽塞难下，随即吐出者，称为噎；饮食至膈间咽管中阻塞，格拒疼痛，徐即吐出者，称为膈。

反胃——饮食已入胃中，良久始从胃中翻出者。

食滞——凡因食物不化，停滞而引起脾胃不和者。

便秘——大便秘结不通或艰涩不畅者。

疟疾——凡休作有时，发则寒慄鼓颔，高热体若燔炭，头痛如劈，大汗淋漓者，称为疟疾，言其病极为暴虐之义。

霍乱——卒然上吐下泻，腹中绞痛，病起顷刻之间，挥霍缭乱者。

臌胀——腹部胀大而绷急如鼓，自觉胀满者。

痿病——筋脉弛缓，软弱无力，甚而肌肉萎缩，或不能动作者。

痹病——经络、气血为邪气阻闭，引起肢体酸痛麻木者。

历节风——凡从人的指、趾、腕、踝开始，递历关节疼痛，休作无定，难以屈伸，骨节肿大者，名曰历节风。

积聚——凡腹中出现结块，或胀或痛，称为积；若结块或聚或散，留止不定，称为聚。

泄泻——出现粪便稀薄或如水直下，日三五次至十余次，甚则无度者。

痢疾——因其大便闭滞不利，里急后重，便下脓血，故称痢疾。

黄疸——凡目黄、身黄、小便黄者，称为黄疸。

水肿——体内水液潴留，泛溢肌肤，引起头面、目窠、四肢、腹部甚至全身浮肿者。

脘腹痛——凡胃脘至少腹部分发生疼痛，统称脘腹痛。

3. 脾病传变规律

脾病传变规律包括本脏自病、相生关系失去平衡和相克关系失去平衡三方面，分述如下。

（1）本脏自病：脾的本脏自病，有脾虚气陷和食滞胃脘两方面。

脾虚气陷——脾虚的证象有食少纳呆，脘腹胀满，少气懒言，四肢倦怠，面黄肌瘦，大便溏泻，舌淡脉虚。中气下陷者，更见语言低怯，气短乏力，时时自汗，脘腹重坠，便意频数；或见久泻脱肛，妇女子宫下垂，舌淡苔薄，脉象沉缓而弱。

食滞胃脘——证象有脘腹胀满，嗳腐吞酸，矢气臭秽，大便多带未化食物，甚则呕吐腹泻，脘腹作痛，苔厚腻，脉沉滑。

（2）相生关系失去平衡的病变：因相生关系失去平衡而生的病变中，在脏气太过方面，有母病及子和子病犯母两类；在脏气不及方面，有母不顾子和子盗母气两类。

土盛及金——此母病及子，脾病及肺，乃脏气太过之实证，现举脾湿犯肺为例。症见腹胀肠鸣，胃纳不佳，咳吐痰涎，胸闷气短，苔白而腻，脉滑有力。乃脾失健运，水湿停聚而生痰，必然犯其子脏肺金所致。

土病及火——土病及火，即子病犯母，乃脾湿化热之实证。症见脘闷腹胀，大便不爽，继而发热，渴不多饮，小便短赤，苔滑转黄，脉缓而濡数。此乃脾湿停滞，中焦气机升降受阻所致。

土不生金——土不生金，即“母不顾子”，乃脾虚肺燥之虚证。多在肺痨病中，出现食少便溏、形体消瘦、干咳无痰、鼻孔、喉中干燥、皮毛枯槁、舌红少津、脉数无力等证。此乃脾虚而化源不足，不能滋养肺金所致。

土虚火衰——土虚火衰，即“子盗母气”，乃土虚火衰之虚证，现举小肠虚寒泄泻为例。症见大便溏泻，小便不利，少腹隐痛，喜按喜温，腹胀肠鸣，矢气稍舒，舌苔淡白，脉象沉迟。脾属土，心与小肠属火，若脾土虚则导致小肠之火衰，气化无权，则小便不利而泄泻。

（3）相克关系失去平衡的病变：相克关系失去平衡的病变，在脏气太过方面，包括相乘的土行乘水、相侮的土盛木郁两类。在脏气不及方面，包括反乘的土败木贼、反侮的土不制水两类。

土行乘水——土行乘水，乃脾病及肾之病，症见中脘痞闷，渴不欲饮，小腹胀满，小便短赤而热，舌根黄腻，脉象濡数。此乃脾胃湿热留滞，下注膀胱，水府受邪，故属土病及水的病变。

土盛木郁——土盛木郁，乃脾病传肝，症见黄疸，目黄、身黄、小便黄，寒热往来，胁痛拒按，口苦呕恶，苔黄腻，脉弦数。此乃湿热交蒸，由脾胃而熏及肝胆，蒸迫胆汁外溢肌肤，上出肝窍，下注膀胱所致。

土败木贼——土败木贼，乃脾虚肝旺之虚证。故见痛泻，肠鸣腹痛，痛则必泻，完谷不化，胸胁痞闷，嗳气食少，舌苔薄白，两关之脉左弦右缓。此乃脾虚而肝邪乘之，肝气横逆而脾气下陷所致。

土不制水——土不制水，多脾虚水肿之虚证。腰以下肿甚，按之凹陷。脘闷腹胀，食少便溏，面色萎黄，精神倦怠，下肢厥冷，小便短少，舌淡苔滑，脉沉而缓。此脾阳不足，气不化水，以致水停下焦，肾水反来侮脾土所致。

（四）肝

1. 肝的常见症状

有目赤、目昏、目眩、头晕、头痛、昏扑、强直、惊呼、面青、屈伸不利、爪甲不荣、颤抖、抽搐、拘挛、项强、角弓反张、口眼㖞斜、半身不遂、麻木、瘫痪、偏坠、囊缩、囊肿、少腹疼痛、痛引阴筋、胆怯、善怒、胸胁胀满疼痛等。

2. 肝的常见疾病

眩晕、中风、厥病、痉病、痫病、郁病、胁痛、肝痈、疝气等。

眩晕——凡出现目眩头晕为主的病症，称为眩晕。

中风——突然发生口眼㖞僻，半身不遂，甚则昏仆不省人事者。

厥病——凡突然昏倒，不省人事，四肢厥冷，重者即死，轻者苏醒，无瘫痪失语、口眼㖞僻诸症者，称为厥病。

痉病——出现项背强直，四肢抽搐，甚则头摇口噤，角弓反张者。

痫病——突然昏扑，口吐涎沫，两目上视，或作类似猪、羊、牛、马、鸡等叫声，移时即苏，醒后一如平人者，称为痫病。

郁病——凡因情志不舒，气机郁滞所引起的疾病，称为郁病。

胁痛——侧或两侧胁肋疼痛。

肝痈——出现右期门穴附近肿胀，疼痛拒按，并见高热寒战，汗出消瘦者，为肝痈。

疝气——凡少腹痛引睾丸，阴囊、睾丸肿痛，以及腹中有物向阴囊中坠入者，统称为疝气。

3. 肝病传变规律

肝病传变规律，包括本脏自病、相生关系失去平衡和相克关系失去平衡三类病变，分述如下。

（1）本脏自病：肝的本脏自病，有肝血不足和肝气不舒两类。

肝气不舒——其证象有胸中痞闷，两胁胀满，急躁易怒，胸胁窜痛，咽中似有物鲠阻，苔薄脉弦。

肝血不足——其证象有两目干涩，甚则昏花或夜盲，筋肉拘挛，手足振颤，爪甲枯萎、变形或粉碎，舌质淡红，脉弦无力。

（2）相生关系失去平衡的病变：在脏气太过方面，包括母病及子和子病犯母两类；在脏气不及方面，包括母不顾子和子病犯母两类。

木旺生火——木旺生火，属母病及子，乃肝病传心，现举怒动肝火为例。症见因怒发狂，两目怒视，头痛不寐，面红目赤，骂詈不避亲疏，逾垣上屋，毁物殴人，苔黄边红，脉象弦大而数。此乃七情郁结，怒动肝火，以致神魂不安，因肝属木，心属火，木旺因而生火所致。

木病及水——木病及水，属子病犯母，乃肝病传肾之实证，现举郁火伤阴为例。症见眩晕耳鸣，急躁易怒，口苦咽干，小便黄赤，潮热盗汗，多梦遗精，舌边红，少津液，脉象弦细而数。此乃肝火灼伤肾阴，病变属于实证。

木不生火——木不生火，属母不顾子，乃脏气不及之虚证，现举胆虚不眠为例。症见善惊易恐，心悸不安，虚烦不得眠，眠则多梦，舌边少津，脉弦无力。此肝血不足而胆虚，善惊易恐，以致心神不安，乃木不生火之象。

木衰水亏——木衰水亏，属子盗母气，乃肝虚及肾之虚证，现举肝肾阴亏为例。症见目眩眼涩，视物不清，虚烦不眠，脑转耳鸣，潮热盗汗，腰酸膝软，舌边红而少津，脉象弦细而数。因木为水之子，肝阴不足必致肾阴亏损，故出现肝肾阴虚而生内热之象。

（3）相克关系失去平衡的病变：相克关系失去平衡的病变，在脏气太过方面，有相乘的小行乘土、相侮的木火刑金两类。在脏气不及方面，有反乘的金胜克木、反侮的木不疏土两类。

木行乘土——乃肝病传脾。症见烦躁易怒，胸胁胃脘胀满疼痛，嗳气反酸，呕吐呃逆，不思饮食，舌边红，苔薄腻，脉象左弦右缓。因肝为将军之官而主怒，肝郁气滞，必横逆犯脾，形成“肝乘脾”之证。

木火刑金——乃肝木化火犯肺之候。症见口苦目赤，胁痛善怒，咳嗽不止，甚则咯血，舌红脉弦。此乃肝火盛而上逆犯肺，损及肺络之实证。

金胜克木——乃肝弱肺旺之虚证。多见于热病后，呛咳连声，喉中干燥，继而筋脉弛缓，两足不用，发为筋痿，舌红而干，脉细而数。此乃热病后肺阴灼伤，以致肺热叶焦，高源化绝，水涸不能濡润宗筋，筋脉弛缓痿废所致。

木不疏土——乃肝脾不调之虚证。症见胸胁满闷，呻吟太息，腹胀肠鸣，食少便溏，苔白腻，脉濡缓。此乃肝气虚，失于疏泄脾土之力，脾胃运化不足所致。

（五）肾

1. 肾的常见症状

有耳鸣、耳聋、齿牙不生、齿牙浮动、咬牙龂齿、小便短赤、小便清长、小便不利、尿频尿痛、多溺、尿浊、精冷无子、滑精漏精、畏寒厥逆、潮热盗汗、骨弱骨痿、骨断骨裂、腰膝酸软等。

2. 肾的常见疾病

有虚劳、遗尿、癃闭、消渴、腰痛、淋病、遗精、尿浊、阳痿等。

虚劳——凡脏腑亏损，元气不足所致的多种慢性疾病，总称为虚劳。

遗尿——小便自己不能约束或梦中自遗者。

癃闭——排尿困难，点滴而出，甚则小便闭塞不通者。

消渴——凡见多饮、多食、多尿（尿味甜）而形体消瘦者。

腰痛——腰部一侧或两侧疼痛者。

淋病——小便滴沥涩痛，小腹拘急，痛引腰背、脐中者。

遗精——男子有精液自动从精道流出者。

尿浊——小便浑浊，白如泔浆，而尿时无淋涩疼痛之感者。

阳痿——阳事不举，或临房举而不坚者。

3. 肾病传变规律

肾病传变规律，包括肾的本脏自病、相生关系失去平衡和相克关系失去平衡三方面，分述如下。

（1）本脏自病：肾的本脏自病有肾阴亏损和命门火衰两类。

肾阴亏损——其病象有脑转耳鸣，腰痛遗精，男子不育，女子不孕，舌红少苔，脉象细数。此乃肾精不足，阴液亏损之象。

命门火衰——其病象有面色淡白，形寒厥冷，阳痿早泄，小便频频，腰膝酸软无力，舌质淡，脉沉弱。此乃命门火衰，阳气不足所致。

（2）相生关系失去平衡的病变：肾脏相生关系失去平衡的病变，在脏气太过方面，有母病及子和子病犯母两类；在脏气不及方面，有母不顾子和子盗母气两类。

水盛及木——亦即“母病及子”，乃肾病及肝，现举寒滞肝经为例。症见少腹痛引阴中，睾丸偏坠胀痛，阴囊收缩，疝瘕作痛，受寒加重，得暖则减，腰膝觉冷，四肢不温，苔白滑，脉沉迟。此乃肾中寒邪太盛，滞于肝经所致。

水病及金——亦即“子病犯母”，乃肾病及肺，现举水饮凌肺为例。症见喘咳痰多，清稀而白，小便不利，四肢浮肿，苔白腻，脉浮滑。此乃素有痰饮，肾阳受伤，复感外邪，引动寒水上逆犯肺所致。

水不涵木——亦即“母不顾子”，乃肾病及肝，现举阴虚肝旺为例。症见五心烦热，两颧发赤，盗汗遗精，腰酸膝软，进而引起头目眩晕，口苦咽干，自觉热气上冲，头面轰热，舌红少津，脉象弦数。此乃肾阴不足，导致肝阳上亢所致。

水虚金病——亦即“子盗母气”，乃肾虚肺病，现举阴虚肺燥为例。症见潮热盗汗，腰膝无力，咳嗽痰血，声音嘶哑，舌红少苔，脉象细数无力等。此乃肾阴不足，阴虚肺燥所致。

（3）相克关系失去平衡的病变：相克关系失去平衡的病变，在脏气太过方面，包括相乘的水行乘火，相侮的水泛土崩两类；在脏气不及方面，包括反乘的水虚土旺，反侮的水虚火盛两类。

水行乘火——乃肾病传心，见于奔豚病，发汗后，脐下悸动，旋即有气从少腹上冲心胸，如海豚出水之奔，形寒厥冷，发作欲死，苔白腻，脉沉紧。肾主寒水，奔豚病乃肾气生寒，阳衰不能化水，水气上逆凌心所致。

水泛土崩——乃肾病传脾，症见水肿，腰以下肿甚，阴部冷湿，腰酸重痛，小便不利，四肢厥冷，舌胖而润，脉象沉细。此乃肾病水无所主，聚而为患，因土本制水，今寒水内盛，土不能制，故泛滥肌肤而为肿。

水虚土旺——乃肾虚脾病，现举泻致癃闭为例。症见素体阴虚，复因泄泻，导致腰酸耳鸣，小便短少不利，继则发生癃闭之候，小便点滴而出或不通，少腹胀满，舌红少津，脉细而数。此乃肾阴素亏，复因脾虚泄泻，肾阴更伤，以致膀胱无津而枯竭，故见癃闭危证。

水虚火盛——如心肾不交之证即是。症见心悸健忘，失眠多梦，耳鸣遗精，舌质红，脉细数。此乃肾水不能上济于心，则心火上炎，不能下交于肾，心肾水火不能交通，故见本证。

五、八纲辨证

八纲即表、里、虚、实、寒、热、阴、阳八类证候。可用以判断病位的在表在里，病势的化寒化热，病体的是虚是实，疾病属性的为阴为阳，从而作为辨证论治的依据。八纲是各种辨证的基本纲领，所以内科杂病的五脏辨证同样要以表里辨病位的浅深，寒热辨疾病的性质，虚实辨邪正的盛衰，阴阳分剖疾病的属性。前人更指出，阴阳为八纲的总纲，其他六者皆统于阴阳之下。《景岳全书》说：“万事不能外乎理，而医之于理为尤切，散之则理为万象，会之则理归一心。夫医者一心也，病者万象也，举万病之多，则医道诚难，然而万病之病，不过各得一病耳。……故医之临证，必期以我之一心，洞病者之一本，以我之一，对彼之一，既得一真，万疑俱释，岂不甚易。一也者，理而已矣，苟吾心之理明，则阴者自阴，阳者自阳，焉能相混。阴阳既明，则表与里对，虚与实对，寒与热对，明此六变，明此阴阳，则天下之病固不能出此八者。……一而八之，所以神变化；八而一之，所以溯渊源。”这就从“一元论”的观点指出，任何事物包括疾病在内都有它一定道理，这些道理都可被人认识。就疾病而言，尽管变化万殊，但仍可以纳入八纲以分析之，而八纲不过一阴阳而已，阴阳之分剖又不过一理而已。所谓“一而八之”，就是用分析的方法；“八而一之”，就是用归纳的方法。亦即根据变化来进行分析或把复杂的事物归纳起来，以便分清它的主次标本，抓住疾病变化的关键，这些都是中医学的圆机活法，而不是空话。《医学心悟》说：“病有总要，寒、热、虚、实、表、里、阴、阳，八字而已，病情既不外此，则辨证之法亦不出此。”

八纲之间又是互相联系而不可分割的，因为疾病变化往往不是单纯的，而是彼此错综复杂，互相交织在一起，并在一定情况下互相转化。如表证入里、里证出表、寒证化热、热证转寒、实证变虚、因虚致实等。在疾病发展的一定阶段中，还可能出现某些与疾病性质相反的表现，如真寒假热、真热假寒、真虚假实、真实假虚等。所以，进行八纲辨证，不能用静止的观点，把八个方面孤立起来，而必须用辩证的观点，掌握八个方面的区别和联系，才能更好地辨识疾病。八纲之证就是象，八就是数，亦如八卦是象数兼赅的。

（一）表里辨证

表里两纲，可定病变部位的浅深。人体以皮肉经络为表，五脏六腑为里，凡六淫之邪外侵，首先伤及皮肉经络，这就成为表证；七情、饮食、劳倦、房室所伤，病自内生，首先伤及五脏六腑，这就成为里证。这些表证和里证又有传里、出表、同病，以及寒热虚实之不同。下面分别介绍表证病位、里证病位、表里证的鉴别与转化等。

表证是病位浅在肌肤的一类证候，一般是指六淫之邪从皮毛、口鼻侵入人体而引起的外感病，具有发病急、病程短的特点。临床表现以发热恶寒（恶风）、头痛鼻塞、苔薄白、脉象浮为主，常兼见身痛、喘咳、呕逆等症状。邪气客于肌肤，阻遏卫气的正常宣发，故发热；肌表得不到温煦，则恶寒；肺合皮毛，鼻为肺窍，皮毛受邪，肺失宣降，故引起鼻塞、喘咳；邪气郁于经络，气血不得流畅，故头痛身疼；邪气内侵，胃中正气起而格拒，故呕逆；邪未深入，故苔薄白；邪正交争于表，故脉浮。还要指出，恶寒这一症状在表证中占有相当重要的地位，恶寒是外邪郁遏在表之卫气所致，故有一分恶寒未罢，便有一分表证未尽之说法。

里证是病位深在脏腑（包括血脉、骨髓在内）的一类证候，包括外邪内传或直接侵犯脏腑引起，以及内伤引起的脏腑病变。具有发病缓、病程长的特点。临床表现有不恶寒，但恶热，或壮热、潮热，濈然汗出，口渴腹满，神昏谵语，舌苔黄燥，二便秘涩，脉沉有力，这些皆属脏腑的病变。

表证和里证的鉴别，一般地说，新病、病程短者多为表证；久病、病程长者常见里证。病发热恶寒者，为表证；发热不恶寒，或但恶寒而不发热者，为里证。表证舌苔常无变化，或仅见舌边尖红赤，若舌苔见其他异常表现者，应考虑有里证存在。脉浮者，为病在表；脉沉者，为病在里。《医学心悟》说："一病之表里，全在于发热与潮热，恶寒与恶热，头痛与腹痛，鼻塞与口燥，舌苔之有无，脉之浮沉以分之。假如发热恶寒，头痛鼻塞，舌上无苔，脉息浮，此表也；如潮热恶热，腹痛口燥，舌苔黄黑，脉息沉，此里也。”

在病变过程中，表证、里证可以互相转化，表证、里证又可同时出现，或与寒热虚实各证参差并见。大抵由表入里者为重为逆，由里出表者为轻为顺。临床只有掌握了这些复杂的病情，才能做出恰当的处理。

表证入里——凡病表证，本有发热恶寒，若恶寒自罢而反恶热，并见烦渴多饮，躁扰不眠，小便短赤，舌红苔黄，则为表证入里之候。

里证出表——凡病里证，内热烦躁，咳逆胸闷，继而发热汗出，烦躁顿减，或见疹瘖透露，则为病邪由里达表的证候。

表里同病——表里同病是表证和里证同时出现。这种情况的出现，多因表证未罢，又及于里；本病未愈，又兼标病；本有内伤，又加外感；或先有外感，又伤饮食等等。

前人将表里两纲同寒热虚实的参差并见推演为十六目，现列表如下（表25、表26）。

表 25　表里各有寒热虚实

证型	症状	舌苔	脉象
表寒	恶寒重，发热轻，头痛项强	苔薄白	脉浮紧
表热	发热重，恶寒轻，口渴尿黄	苔白干	脉浮数
表虚	恶风、发热、汗出（包括自汗、盗汗、漏汗）	舌尖红	脉浮无力
表实	恶寒发热，身痛无汗，骨节烦疼，经络拘急	舌苔白	脉浮有力
里寒	畏寒肢厥，口中不渴，恶心呕吐，腹痛腹泻	苔白润	脉沉迟
里热	不恶寒，反恶热，口渴饮冷，面赤唇红，烦躁溺赤	舌红苔黄	脉象沉数
里虚	四肢发冷，倦怠少气，声低息微，头晕心悸，二便失禁	舌质胖嫩	脉沉无力
里实	潮热、汗出、胸痞、烦躁、腹满、腹痛、便秘	舌苔黄厚	脉沉有力

表 26　表里同病证候

证型	症状
表寒里热	发热、恶寒、无汗，身疼痛而烦渴，小便短赤，苔白干而脉浮数
表热里寒	里寒饮冷，复感风热。发热重，恶寒轻，头痛、下利，舌质胖嫩，脉沉
表虚里实	阳虚而夹痰滞食积。自汗恶风，腹胀满，不大便，苔黄厚，脉沉实
表实里虚	表邪未解而里已虚。恶寒无汗，头身疼痛，心悸气短，食少呕逆，舌淡苔白，脉象沉迟
表里俱寒	太阳少阴同病。外而恶寒无汗头痛；内而腹痛吐泻。苔白滑，脉浮紧。或见发热脉沉
表里俱热	外则发热恶风，汗出而喘；内则口渴，夜尿黄，协热下利，苔黄脉数
表里俱虚	外而恶风自汗，反复感冒；内而心悸气短，头目眩晕，舌淡脉虚
表里俱实	外则寒热无汗，头身疼痛；内则腹痛拒按，二便不通，苔厚质老，脉大有力　、

（二）寒热辨证

寒热两纲，可以定病变的性质。因病变发展不外两种趋势：阳盛则热，阴盛则寒。《景岳全书》说："寒热者，阴阳之化也，阴不足则阳乘之，其变为热；阳不足则阴乘之，其变为寒。"下面将从寒证、热证、寒热错杂、寒热真假四方面来加以辨识。

寒证是感受寒邪，或因阳虚阴盛，使人体功能活动衰减所致。多由外感寒邪，或久病内伤阳气造成。临床表现为恶寒喜暖，蜷卧厥逆，口淡不渴，面色苍白，脘腹冷痛，尿清便溏，舌淡苔白而滑，脉迟或紧。寒邪侵袭或阳气衰微，不能温煦肢体，故恶寒喜暖，肢体厥逆；阴寒内盛，津液不伤，故口淡不渴；阳虚不能温化水液，故小便清长；寒伤脾阳，故大便稀溏，脘腹冷痛，面色苍白；阳虚而寒湿内生，故舌淡苔白而滑；阳虚阴盛，故脉迟或紧。

热证多由感受热邪，或因阴虚阳盛，使机体功能活动亢进所致，或外感火热，或饮食蕴热，或七情郁而化火，或房室劳倦，阴液内伤，阴虚阳亢造成。临床表现为发热喜凉，口渴饮冷，面红目赤，身热烦躁，腹中灼热，便秘溺赤，舌红绛，苔干黄，脉多洪数。阳热偏盛，故发热喜凉；津液灼伤，故口渴饮冷，小便短赤；火热上炎，故面红目赤，身热烦躁；肠中热甚液伤，故腹中灼热而便秘；舌脉所见亦为阳热亢盛，阴津灼伤之象。

寒证和热证的鉴别：要从口渴、面色、四肢、二便、舌苔、脉象等方面去进行鉴别，同时还应看到寒证为阴盛，多与阳虚并见；热证为阴虚，常有阴液亏耗。《医学心悟》说："一病之寒热，全在口渴与不渴、渴而消水与不消水、饮食喜热与喜冷、烦躁与厥逆、溺之长短赤白、便之溏结、脉之迟数以分之。假如口渴而能消水，喜冷饮食，烦躁，溺短赤，便结，脉数，此热也；假如口不渴，或假渴而不能消水，喜饮热汤，手足厥冷，溺清长，便溏，脉迟，此寒也。"现列表如下（表 27）。

表 27　寒热鉴别

	寒证	热证
寒热	恶寒蜷卧，手足厥冷	身热恶热，心中烦躁
面色	苍白	红赤
渴饮	口淡不渴，或喜热饮	口干咽燥，渴喜冷饮
二便	小便清长，大便溏泻	小便短赤，大便秘结
腹中	脘腹冷痛	腹中灼热
舌质	淡嫩	红绛
舌苔	白滑	黄燥
脉象	迟	数

寒热错杂：寒热错杂有在上在下、上寒下热、上热下寒、胃寒肠热、肠寒胃热等情况，现述如下。

寒在上者——为嗳腐吞酸，饮食不化；为噎膈、胀满、呕哕等证。

寒在下者——为清浊不分；为鹜溏、痛泻；为遗尿、阳痿；为膝寒足冷。

热在上者——为头痛目赤；为喉痛牙痛；为诸逆冲上，口渴喜冷。

热在下者——为腰足肿痛；为大便秘结；为小便浑浊、黄赤、淋涩。

上寒下热——寒邪感于上而见恶寒呕逆，舌苔白薄；热邪发于下，而见腹胀便秘，小便赤涩。或上有痰饮喘咳的寒证；下有小便淋痛的热证。

上热下寒——热邪盛于上则消渴、咽痛、咳吐黄痰或血痰；寒邪盛于下则大便溏泻，四肢清冷，脉象沉迟。

胃寒肠热——胃寒则水谷不化而作呕，或泛吐冷涎；肠热则大便燥结或下利。

胃热肠寒——胃热则口臭唇焦，胃中灼热；肠寒腹中冷痛，肠鸣飧泄。

寒热互相转化：先出现寒证，后出现热证，热证出现之后，寒证便渐渐消失，这就是寒转化为热之象。如感受寒邪，开始发热恶寒，无汗身疼，苔白薄，脉浮紧，属于表寒证。由于病变进一步发展，寒邪入里化热，恶寒等症状渐消退，而发热不退，且相继出现心烦、口渴、苔黄、脉数等热证表现，这就表示证候由表寒转化为里热。若先见热证，后见寒证，寒证出现之后，热证便渐渐消失，则热转为寒。如高热患者，由于大汗不止，阳从汗泄，或吐泻过度，阳随津耗，随即出现四肢厥冷，面色苍白，舌苔淡白，脉象沉迟，这就表示由热证转化为寒证。寒热转化的条件决定邪正的盛衰，人体正气充实，阳气亢盛，邪气多从阳化热；若人体阳气耗伤，则热证也要转化为寒证。

寒热真假：中国古代哲学里有这样一句话——“物极必反”。所以在病变过程中，凡是发展到“寒极”或“热极”时，常会出现一些与疾病本质相反的假象，这就是“真寒假热”或“真热假寒”。《素问·阴阳应象大论》

说："寒极生热，热极生寒。"即是指寒发展到了极点会出现热的假象，热发展到了极点会出现寒的假象。这些证候的出现，表示疾病已进入危重关头，必须认真辨识，才不致为假象所迷惑。

真寒假热——真寒假热有格阳证和戴阳证两种类型。《通俗伤寒论》认为：格阳证由寒水侮土所造成；戴阳证为肾气凌心所导致。两证变化极大，症状往往互见，不能截然分开，所谓不可"胶柱鼓瑟"，当临证变通为是。

格阳证：凡真热证和假热证，都可以出现发热、口渴、喜冷、二便不利、发斑发狂、手足躁扰、苔黑、脉大紧数等症状。辨别的要点是：假热证，身虽有热而面色仅见浮红，反欲衣被覆盖；口虽干渴而饮不多，或喜冷饮而与之又不能饮；大便不利，但皆先硬后溏；小便短少，但皆清白；虽发斑而颜色浅红细碎，不同于紫黑热极，深入营血之证；或起倒如狂，但禁之则止，不似登高骂詈之实热证；虽手足躁扰，但神志安静；苔虽黑但滑润；脉虽浮大紧数，但按之无力无神。更兼气短懒言，神倦色，手足厥逆，冷汗自出，这些都是阴盛于内，格阳于外的假象。《通俗伤寒论》说："吐泻腹痛，手足厥逆，冷汗自出，肉瞤筋惕，语言无力，纳少脘满，两足尤冷，小便清白，舌肉胖嫩，苔黑而滑，黑色只见于舌中，脉沉微欲绝，此皆里真寒之证据。唯肌表浮热，重按则不热；烦躁而渴，欲饮水，饮亦不多；口燥咽痛，索水至前，复不能饮。此为无根之阴火，为阴盛于内，逼阳于外，外假热而内真阴寒，格阳证也。"

戴阳证：阳气因下焦虚寒反浮越于上，故下见两足冷，小便清，大便稀溏，少气不足以息，倦怠懒言，头晕心悸，舌胖嫩，苔黑润等真寒证。上见面色浮红，口燥齿浮，气喘呃逆，有时衄血，脉来浮大而空等假热证。这是阴竭于下，阳越于上所致。《通俗伤寒论》说："气短息促，头晕心悸，足冷溺清，大便或溏或泻，气少不能言，强言则上气不接下气，苔虽黑色直抵舌尖，而舌肉浮胖而嫩，此皆里真虚寒之证据。唯口鼻时或失血，口燥齿浮，面红娇嫩带白，……脉则浮数，按之欲散，或浮大满指，按之则豁豁然空。虽亦为无根之阴火，乃阴竭于下，阳越于上，上假热而下真虚寒，戴阳证也。”

真热假寒——真寒证和假寒证都可出现畏寒战栗，手足冰冷，下利纯清水，脉沉等证。辨别的要点是：假寒证畏寒，但不欲衣被，这是热极似寒，“热深厥亦深”的现象；也见战栗，手足冰冷，但胸腹灼热；咽干口臭；下利纯青水，但其中仍夹有燥粪，气味亦极臭秽；脉虽沉，但按之滑数鼓指。这是由于里热亢极，阳盛格阴所致。

《景岳全书》提出辨寒热真假之法，如说：“假寒误服热药、假热误服寒药等证，但以冷水少试之，假热者必不喜水，即有喜者，必服后见呕，便当以温热药解之；假寒者必多喜水，或服后反快而无所逆者，便当以寒凉药解之。”总之，辨寒热真假，必脉证合参。如患者身大热，反欲近衣者，热在皮肤，寒在骨髓也，此外假热而内真寒之证；患者身大寒，反不欲近衣者，寒在皮肤，热在骨髓也，此外假寒而内真热之证。又脉象或浮或沉，按之无力，这是阴盛格阳；或沉或迟，按之鼓指，此为阳极似阴。一句话，应当确切辨识何者为标、何者为本，透过现象看本质，这才能抓住病变的症结所在。《医学心悟》说：“然病中有热证而喜热饮者，同气相求也；有寒证而喜冷饮却不能饮者，假渴之象也。有热证而大便溏泻者，夹热下利也；有寒证而大便反硬者，名曰阴结也。有热证而手足厥冷者，所谓热深厥亦深、热微厥亦微是也；有寒证而反烦躁，欲坐卧泥水之中者，名曰阴躁也。”

（三）虚实辨证

虚实两纲，可以分邪正的盛衰。因疾病的过程，就是邪正斗争的过程。邪气是人身不应有的东西，若人体有了不应该有的邪气，则称为实证；精气是人体不能亏损的东西，若人体内亏损了不应该亏损的精气，则称为虚证。所以《素问·通评虚实论》说：“邪气盛则实，精气夺则虚。”李中梓说：“此二语为医宗之纲领，万世之准绳。”《景岳全书》便指出了虚实之要：“虚实者，有余不足也，有表里之虚实，有气血之虚实，有脏腑之虚实，有阴阳之虚实。凡外入之病多有余，内出之病多不足，实言邪气实则当泻，虚言正气虚则当补，凡欲察虚实者，为欲知根本之何如，攻补之宜否耳。”下面从虚证、实证、虚实错杂、虚实真假四个方面进行辨识。

虚证可由后天失养或先天不足造成。如饮食失调，后天之本不固；七情劳倦，内伤脏腑气血；房事过度，耗散肾脏元真；或久病、体弱、年老，均可导致虚证。临床多见面色苍白，精神萎靡，身体乏力，心悸气短，形寒肢冷，大便溏泻，小便清利，脉虚无力；或五心烦热，自汗盗汗，梦遗滑精，舌上少苔或无苔等证。前者为阳虚失运所致，后者为阴虚不能制阳所致，皆为虚证。《素问·玉机真脏论》说：“脉细、皮寒、气少、泄利前后，饮食不入，此谓五虚。”

实证可由外邪深入或形成脏腑偏盛偏衰，发生气滞、血瘀、痰积、饮停所致。临床表现以发热气粗，胸闷烦躁，痰涎壅盛，神昏谵语，腹满不减，胀痛拒按，大便秘结，小便不利，舌苔厚腻，脉实有力。邪正相争，阳热亢盛，故发热；邪阻于肺，肺失宣降，故气粗痰壅而胸闷；邪热上扰神明，故烦躁或神昏谵语；实邪滞于肠胃，腑气不通，故腹满不减，胀痛拒按，大便秘结；水湿痰浊内停，膀胱气化不行，小便不利，蒸腾而上，故舌苔厚腻；病变属实，故脉实有力。《素问·玉机真脏论》说：“脉盛、皮热、腹胀、前后不通、瞀闷，此谓五实。”分而言之，还有气血脏腑之虚实。

气分虚证——声低息微，少气懒言，自汗心悸，头晕耳鸣，倦怠食少，甚则脱肛、肠疝、妇女阴挺，舌淡苔白，脉大无力。

气分实证——胸脘痞闷，喘满痰多，张口抬肩，腹胀拒按，嗳腐吞酸，便秘溺赤，舌苔厚腻，脉大有力。

血分虚证——心烦少寐，躁急多怒，潮热盗汗，肌肤枯燥，面白唇淡，脉细无力。

血分实证——瘀在腠理，则乍寒乍热；瘀在肌肉，则潮热盗汗；瘀在经络，则身痛筋挛；瘀在上焦，则胸胁刺痛，舌色紫暗，其人喜忘；瘀在中焦，则脘腹灼痛，大便色黑；瘀在下焦，则少腹急结，小便自利，其人如狂。

五脏虚证——心虚则多惊悸，怔忡，健忘，失眠；肺虚则多少气不足以息，皮毛枯槁；脾虚则多饮食不化，腹多痞满，肌肉消瘦，四肢不用；肝虚则目䀮䀮无所见，筋脉挛急，阴缩；肾虚则多二便失禁，梦遗滑精，腰脊不可俯仰，或为痿躄。

五脏实证——肺实则多上焦气壅，喘咳痰多，或为喉痹肿痛；心实则多烦热懊侬，斑疹狂乱，吐血衄血，二便下血，或喜笑不休；脾实则多痞满便秘，身重肿胀；肝实则多两胁或少腹疼痛，忽忽善怒；肾实则多腰部胀痛，小便不利，甚则频数淋痛，小便如膏，或为癃闭之证。

虚实错杂；同一患者可在同期内存在着虚实两方面的病变，称为“虚实错杂”。虚实错杂之证有虚中夹实、实中夹虚、上实下虚、上虚下实、实证转虚、因虚致实等情况。

虚中夹实——虚中夹实之证，现举“干血痨”为例。本证一面有手足心潮热，不思饮食，形体消瘦等虚证；一面又夹有肌肤甲错，两目暗黑，舌质紫暗而有瘀点，脉象沉涩等瘀血内停之实证。

实中夹虚——实中夹虚之证，现举“臌胀病”为例。臌胀病，单腹胀大硬满，二便不利，本为实证；但病久出现面色黯黄，形销骨立，肢体亦肿，恶寒倦怠，脉沉而弦细无力，这又是夹有肝肾不足之虚象。

上实下虚——乃邪盛于上，正虚于下之证。如脾胃虚弱，复感寒邪，上则恶寒发热，头项强痛，喘咳不止，痰涎甚多；下则腹痛下利，夜尿甚多，四肢清冷。

上虚下实——乃正虚于上，邪盛于下之证。如上见头晕眼花，心悸不宁，面色无华之血虚证；下见新受湿热引起之腹痛腹泻，里急后重，下利赤白之邪实证。

实证转虚——本为实证，因失治误治，邪气渐去，正气亦伤，病变由实转虚。如高热、口渴、汗出、脉大之实热，因治疗不当，日久不愈，渐渐导致津气耗损，出现肌肉消瘦，面色枯白，不欲饮食，虚羸少气，舌上少苔或光净无苔，脉细无力，这就是由实证转为虚证了。

虚证转实——本为虚证，因脾肺气虚，运化失职，宣降失常，以致痰饮、水湿停滞，或大便燥结不通，这便是“因虚致实”。

虚实真假：虚和实都有真假疑似之证，必须仔细审察，才能得出正确结论。《医宗必读》指出：“至实有羸状，误补益疾；至虚有盛候，反泻含冤。”《景岳全书》举例做了进一步说明：“至虚之病，反见盛势，大实之病，反有羸状，此不可不辨也。如病起七情，或饥饱劳倦，或酒色所伤，或先天不足，及其既病，则每多身热便闭、戴阳胀满、虚狂假斑等证，似为有余之病，而其因实由不足。……又如外感之邪未除，而留伏于经络；食饮之滞不消，而积聚于脏腑；或郁结逆气，有不可散；或顽痰瘀血，有所留藏。病久致羸，似乎不足，不知病本未除，还当治本，若误用补，必益其病矣。”现将“至虚有盛候”之真虚假实；“至实有羸状”之真实假虚分述如下。

至虚有盛候——凡虚弱病发展到严重阶段，反而出现类似强盛的假象，这种情况，即称为“至虚有盛候”。如脾胃虚损之证，反见胀满而食不得入，气不得舒，便不得利。又如因七情、饥饱、劳倦、房室所伤，及其发病反见身热戴阳，腹满便秘，虚狂发斑，类似有余之证，但究其起因，实由先天不足或正气亏损所致。其舌苔必多淡白或嫩红，无老黄之苔，脉虽洪大必按之无力，这些都是真虚假实之证。

至实有羸状——凡实邪积聚之证，反而出现类似虚弱之象，称为“至实有羸状”。如积聚本为实证，反见默默不欲饮食，肢体倦怠，眩晕昏花，大便溏泻。又起病因外感未尽，食滞未消，气郁不舒，瘀血内积所致，由于病久反见手足逆冷，昏睡不语，颇似不足之证，而究其起病之因，实由有余之邪所引起。其舌质必多红绛，舌苔必多焦黄；脉虽沉，按之必鼓指有力；手足逆冷，但触之胸腹灼热；昏睡不语，但可见唇焦口燥，这些都是真实假虚之证。

（四）阴阳辨证

阴阳两纲是八纲中的总纲，一切病证都可用阴阳的属性分为阴证和阳证。《素问·阴阳应象大论》说：“善诊者，察色按脉，先别阴阳。”《类经·阴阳类》说："人之疾病，……必有所本。故或本于阴，或本于阳，病变虽多，其本则一。"由此所见，表、热、实证皆属阳证范围；里、寒、虚证皆属阴证范围。现分为阴证、阳证，辨阴虚阳虚证，辨亡阴亡阳证等，简述如下。

阴证：是性质属于静止的、慢性的、虚弱的、退行性的、向里向下的一类病变。临床表现以面色苍白，不烦不渴，声低息微，静而少言，闭目羞明，不欲见人，好向壁卧，畏寒蜷曲，腹痛喜按，食少倦怠，尿清便溏，舌淡胖嫩而苔滑润，脉象沉迟细弱等为主。

阳证：是性质属于变动的、急性的、壮盛的、进行性的、向外向上的一类病变。临床表现以面色潮红，烦躁口渴，声高息涌，动而多言，瞋目望明，而喜见人，好向外卧，恶热仰伸，腹痛拒按，口燥唇裂，便秘尿黄，舌绛少津而苔黄燥，或舌生芒刺，脉象浮数洪实。

辨阴虚阳虚证：真阴真阳即元阴元阳，统称元气。元气藏于肾中，若病变影响肾中元气亏损，则出现真阴真阳不足之证。《沈氏尊生书》说："阳虚阴虚皆属肾：阳虚者，肾中真阳虚也，真阳即真火也，审是火虚，右尺必弱；阴虚者，肾中真阴虚也，真阴即肾水，审是水虚，脉必细数。"现将真阴、真阳不足的证候简括如下。

真阴不足证——虚火时炎，口燥唇焦，内热便结，气逆冲上，脉象细数无力。

真阳不足证——四肢倦怠，唇淡口和，肌冷便溏，饮食不化，脉大无力或右尺独弱。

《景岳全书》还提出从素禀来辨，如："阳脏之人多热，阴脏之人多寒。阳脏者，必平生喜冷畏热，即朝夕食冷，一无所病。此其阳之有余也；阴脏者，一犯寒凉，则脾肾必伤，此其阳之不足也。"

辨亡阴亡阳证：亡阴亡阳是疾病过程中的严重病变，大多在高热蒸灼、大吐大泻、失血过多、发汗过度的情况下发生。徐洄溪在《亡阴亡阳论》里说："亡阴亡阳之辨法何如？亡阴之汗，身畏热，手足温，肌热，汗亦热而味咸，口渴喜凉饮，气粗脉洪实，此其验也。亡阳之汗，身反恶寒，手足冷，肌凉，汗冷而味淡微黏，口不渴而喜热饮，气微脉浮数而空，此其验也。”现将亡阴亡阳之证分述如下。

亡阴——汗出而身热，四肢温暖，烦躁不安，渴喜冷饮，呼吸气粗，唇舌干红，脉数无力。

亡阳——大汗淋漓，如珠如油，畏寒厥冷，面色苍白，渴喜热饮，口渴息微，唇淡口和，甚则唇舌、面部、爪甲青紫，脉微欲绝。

此外，阴邪盛者，必朝轻暮重，阴得阴则更强也；阳邪盛者，必朝重暮轻，阳得阳则更旺也。所谓“阳病则旦静，阴病则夜宁”。又“阳虚则暮乱，阴虚则朝争”，均对于临床辨证有很大实用价值。

综上所述，举凡六经、三焦、卫气营血、五脏六腑，莫不以八纲来概括疾病，所以它是辨证的总纲领。陈逊斋说：“伤寒六经者，阴阳、寒热、虚实、表里之代名词也。太阳、阳明、少阳皆为阳病；太阴、少阴、厥阴皆为阴病。太阳、阳明、少阳皆为热病；太阴、少阴、厥阴皆为寒病。太阳、阳明、少阳皆为实病；太阴、少阴、厥阴皆为虚病。阴阳、寒热、虚实之中，又有在表、在里与在半表半里之不同。太阳为表，少阴亦为表，太阳之表为热为实，少阴之表为寒为虚。阳明为里，太阴亦为里，阳明之里为热为实，太阴之里为寒为虚。少阳为半表半里，厥阴亦为半表半里，少阳之半表半里为热为实，厥阴之半表半里为寒为虚。”现列简表归纳如下（表28）。

表28　八纲六经对照

<table>
<tr><td rowspan="2" colspan="2"></td><td colspan="3">部位</td><td rowspan="2" colspan="2"></td></tr>
<tr><td>表</td><td>里</td><td>半表半里</td></tr>
<tr><td rowspan="2">分类</td><td>阳病</td><td>太阳</td><td>阳明</td><td>少阳</td><td>为热为实</td><td rowspan="2">性质</td></tr>
<tr><td>阴病</td><td>少阴</td><td>太阴</td><td>厥阴</td><td>为寒为虚</td></tr>
</table>

就三焦而言：上焦多表证、热证、实证、阳证；中焦有实、有虚，但皆为里证；下焦多里证、寒证、虚证、阴证。

就卫气营血而言：卫分为邪在表，气分为邪入里，但为热为实，多属阳证；邪入营分、血分，则多发生热胜阴伤，由实转虚，多见虚热证或阴亏证。

就脏腑经络而言，则脏腑为里，经络为表。就脏腑本身而言，腑病多实，脏病多虚。就五脏六腑之大概而言，则肺病多表证，心病多里证，胃病多实，脾病多虚，肝病多热，肾病多寒。大小肠附于胃，胆附于肝，膀胱、三焦附于肾。

由此可见，一切辨证纲领皆以八纲为总纲，八纲是各种辨证的基础，而且八纲有象有数，《医学心悟》说：“论病之证，则不外寒热、虚实、表里、阴阳而已！”

5

第五章 象数与中医治法方药

八卦、河洛、太极是象数理论的基础，这些理论，也应用于中医的治法和方药方面。无论正治反治、七方十剂、治疗十法、四气五味、升降浮沉、七情合和、君臣佐使、形色气味，莫不体现了象数之理法，也莫不体现了医学与易学的汇通。本章分象数与治法、象数与中药、象数与方剂三节阐述。

第一节 象数与治法

治法包括治疗原则和大法，治法本医易之理，皆有象可征，有数可据，而且都建立在“辨证求因”“审因论治”基础上。以下从正治反治、标本缓急、治贵权变、治疗十法等几方面来谈。

一、正治反治

凡是采用与病证性质相反的治法纠正病情，则称为正治法，由于它是“逆”病象而治，故又称逆治法。凡是疾病出现假象时采取随病证假象而施治的方法称为反治法，由于它是“从”病象而治的，故又称从治法。《素问·至真要大论》说：“逆者正治，从者反治。”

（一）正治法

本法适于病情正常发展，病势较轻，证候单纯、反映真象者，即本质与现象一致的病证。如采用寒者热之、热者寒之、虚者补之、实者泻之、坚者削之、劳者温之、结者散之、留者攻之、燥者濡之、急者缓之、散者收之、逸者行之、惊者平之等等，以上内容，皆见于《素问·至真要大论》和《素问·阴阳应象大论》。

（二）反治法

本法主要用于病情发展异常，病势严重，证候复杂、出现假象者，即本质与现象不一致的病证。如采用热因热用（指以热药治热病，适用于真寒假热之证）、寒因寒用（指以寒药治寒病，适用于真热假寒之证）、塞因塞用（指虚证有壅、塞、胀、痛之候治以补益法）、通因通用（指热结旁流，内有结滞，治以通下法）等方法。从治法看起来似乎和病证的性质是一致的，等到假象消除、真象显露时，治法和病证性质就相逆了。所以《素问·至真要大论》说："必伏其所主，而先其所因，其始则同，其终则异。"还有一类热病伤阴、寒病伤阳的虚证，则当采取另外一种反治法。如《素问·至真要大论》提出的："诸寒之而热者，取之阴；热之而寒者，取之阳。"这就是说，凡是用寒凉药治热病而热更甚的，此乃阴液不足，是水虚之病，必须滋阴血、生津液，才能治疗这种虚热证，如用六味地黄丸滋阴液以退虚热、加减复脉汤存阴退热等。王冰在解释这两句经文时说："寒之不寒，是无水也，无水者，壮水之主，以镇阳光。"凡是用温热药治寒病而寒更甚的，此乃阳气不足，是火虚之病。必须温补阳气，壮命门火，才能治疗这种虚寒证，如用四逆汤治下焦虚寒证、用河车大造丸补肾命之火等。王冰说："热之不热，是无火也……无火者，益火之源，以消阴翳。"另外有一种反佐法，用于大寒、大热之证发生药物格拒时，采取在寒证方中稍佐以温热药，在热证方中稍佐以寒凉药，或热药凉服、凉药热服，通过诱导的方法来达到治疗目的。

二、标本缓急

标本也是阴阳的互辞，常用于治法方面，主要根据病情缓急来确定标本先后的治法。《素问·标本病传论》说："凡刺之方，必别阴阳，前后相应，逆从得施，标本相移。"即言治法原则必先分清阴阳性质，联系先病后病情况，采取从治逆治方法，或先治标，或先治本，或标本兼治，没有固定的格式，要根据病情而施。《标本病传论》继续说："有其在标而求之于标，有其在本而求之于本，有其在本而求之于标，有其在标而求之于本。故治有取标而得者，有取本而得者，有逆取而得者，有从取而得者。故知逆知从，正行无问，知标本者，万举万当，不知标本，是谓妄行。”这段标本学说的理论，是强调要掌握标本先后缓急的治法，才能达到治病的目的。现从治病求本，急则治标、缓则治本，标本兼顾三方面来论述。

（一）治病求本

治病求本，语出《素问·阴阳应象大论》，原文说：“阴阳者，天地之道也，万物之纲纪，变化之父母，生杀之本始，神明之府也，治病必求其本。”中国古代的阴阳学说，从《易经》的象数来讲，不仅要“一分为二”，还要“含三为一”。汉代刘歆在《三统历》中说：“太极元气，含三为一。”《素问·阴阳应象大论》这段话，就要用太极“含三为一”的方法来解释，才能找出标准，以分阴分阳，发现其偏盛偏衰，从而调整其阴阳平衡。如果仅从阴阳“一分为二”的观点来解释，可以说毫无深义，如果从太极“含三为一”的方法来解，可以说每一句话就代表一个大法。

天地之道也——是说要分判天地的阴阳以为应用，就必须从人掌握的规律和方法去观测和计算，这些规律和方法就称为“道”。如果把“天地”这对阴阳再加上“道”这一剖析阴阳的标准，这就是太极“含三为一”的方法了。

万物之纲纪——收渔网的大绳曰纲，织渔网的小绳曰纪，后世将纲纪（纪又称目）引申为标本、主次。万物指众多事物，要从众多事物中分判阴阳，就必须掌握标本，分清主次，把万物的阴阳再加上标本主次这一分判方法，这也是太极“含三为一”之义。

变化之父母——是说要了解“变化”中的阴阳，就必须去找它“父母”，有子女的才称为父母，父母是上一代体系，子女是下一代体系。由此可见，变化的东西，包括天地的变化、社会的变化、人体的生理病理变化，要弄清楚变化情况，都必须去找它的“父母”，去找它发生的原因，从而就可以判断它的阴阳属性了，这就相当于“因果论”的学说。

生杀之本始——凡事物都有一个从发生到毁灭的过程，这个过程就是一个个长短不等的周期。古人认为，凡是周期性的东西，必须掌握它的“本始”（始终）两点，才能推知其中间过程的情况，把“生杀”这个周期，再加上“本始”的推论方法，也体现了太极“含三为一”的意思。

神明之府也——神指北斗，明指日月，府有聚会之意。这就是说，要上知天文，就必须掌握天体的交叉点，也就是日、月、斗的每月聚会时间。凡日、月交会则形成每个月的“节”，日、月、斗交会则形成每个月的“气”，一年二十四个节气就是这样推算出来的，若日、月、斗三者不交会，则节和气均不能成立，这个月便称闰月。从天体之“神明”再加上“府”以观测其阴阳聚会，也是太极“含三为一”之法。

治病必求其本——治病求本，即本于阴阳的“含三为一”法。从人体解剖生理来看，就必须根据部位、数度以判断阴阳；从诊断辨证来看，就必须根据各种证候的标准以判断阴阳，如表证为阳、里证为阴，热证为阳、寒证为阴，实证为阳、虚证为阴等。又浮沉二脉，以部位为标准；迟数二脉，以至数为标准；虚实二脉，以力度为标准等。

由此可见，要划分天地阴阳的标准是“道”；要掌握万物的阴阳要用“纲纪”的方法；要知道变化过程的阴阳，就要从它的上一代体系——“父母”去了解；要明确生杀周期的阴阳情况，就要抓住它的始终点——“本始”；要弄清日、月、斗运行的阴阳，就要观测它的交会点；治病也必须本于上述阴阳“含三为一”法。《景岳全书》更结合医学实际具体论述了《内经》“治病求本”之理，如说：“万事皆有本，而治病之法，尤唯求本为首务，所谓本者，唯一而无两也。盖或因外感者，本于表也；或因内伤者，本于里也；或病热者，本于火也；或病冷者，本于寒也；邪有余者，本于实也；正不足者，本于虚也。但察其因何而起，起病之因，便是病本，万病之本，只此表里寒热虚实六者而已！知此六者，则表有表证，里有里证，寒热虚实，无不皆然，六者相为对待，则冰炭不同，辨之亦异。凡初病不即治，及有误治不愈者，必致病变日多，无不皆从病本生出，最不可逐件猜摸，短觑目前。”

（二）急则治标、缓则治本

“急则治其标，缓则治其本”，语出《素问·标本病传论》，如说：“治有取标而得者。有取本而得者。……先病而后逆者，治其本。……先热而后生中满者治其标。……小大不利治其标，小大利治其本。病发而有余，本而标之，先治其本，后治其标；病发而不足，标而本之，先治其标，后治其本。”因为在病变过程中，证候变化是很复杂的，急证应该先治其标，控制病情发展，留人治病，否则必然误事。如突然咽喉肿痛，水浆不入，甚至将发生窒息的危险，这就必须急通咽喉及呼吸之道，消除急证，再养阴清肺以治其本，治标在这种情况下，正是为治本创造条件。但一般慢性疾病，症状繁多，又必须治病求本，乃能消除病因，达到治疗的目的。对于标本缓急，张介宾还有具体论述，如在《景岳全书》中说：“今见时情，非但不知标本，而且不知缓急。不知标本，则但见其形，不见其情；不知缓急，则所急在病，不知所急在命。故每致认标作本，认缓作急，而颠倒错乱，全失四者之大义。”

（三）标本兼顾

若标证和本证都很严重，或标证和本证都不甚急，就可以采取标本兼顾的治法以提高疗效。如伤寒有发热、恶寒、无汗的表证，又有四肢不温、脉沉而细的里证，表证属标，里证属本，标本俱急，就应当采取标本兼顾，温里和发表并用的治法。又气虚感冒，气虚为本，感冒为标，两证均不甚急，也当标本兼顾，采取益气发表的方法。这类病情，如果采取单一的治疗方法，效果都不会满意。若表里两证俱急，只治其里则表邪乘势深入，只治其表则中阳更伤。两证俱缓的气虚感冒，只治感冒则气更虚而病反加重，只益气则表邪留恋而病程延长。但标本兼顾，是在辨证求因、权衡病情的基础上进行的，不是方药杂投。对于辨证不精、方药杂投者，《景岳全书》在《论治篇》里大加指责说："今之医者，凡遇一证，便若观海望洋，茫无定见，则势有不得不为杂乱，而用广络原野之术。盖其意谓虚而补之，则恐补之为害，而复制之以消；意谓实而消之，又恐消之为害，而复制之以补。其有最可哂者，则每以不寒不热、兼补兼泻之剂，确然投之，极称稳当，此何以补其偏而救其弊乎！"

三、治贵权变

治贵权变，不仅要因时、因地、因人制宜，而且要根据病位、病情因势利导，同时还要病证结合，采取同病异治、异病同治，治法既要有原则性，又要有灵活性。

（一）因时制宜

根据天人相应的规律，人与自然界息息相通，四时气候变化可以对人体产生一定影响，因此在治法上也应根据天象特点来确定。例如：夏季气候炎热，人体皮毛腠理疏松，如患感冒等病，多宜辛凉之剂疏散透解。冬季气候寒冷，人体皮毛腠理致密，如患感冒等病，多宜辛温之剂发汗解表。即使同一感冒，春天以风气为主，应加疏风药；夏天以暑气为主，宜加解暑药；长夏以湿气为主，应加除湿药；秋天以燥气为主，应加润燥药；冬天以寒气为主，应加散寒药，这样效果会更为显著。如果气候与时令反常，夏季出现非时之寒，冬季发生非时之温，则不受此限制，那就要医家权事制宜了。

（二）因地制宜

我国地域辽阔，五方的气候、饮食、居处、生活习惯都各不相同，所以当取象数于五方，因地制宜。《素问·异法方宜论》专门论述了这些问题，如五方的气候不同，东南方温热多湿，西北方凉燥多寒，即使同一感冒病，则东南方多宜轻剂疏散，西北方多宜重剂发表。又由于五方饮食居处、生活习惯不同，因此所发的病也有差异。如东南沿海，喜食鱼鲜，各种寄生虫病较多见；西北地域由于水源及环境关系，常有克山病、大骨节病、地方性甲状腺肿等病发生，包括在中医的瘿病范围内。以上这些，都说明了地理环境与疾病的密切关系。

（三）因人制宜

因人制宜，是说每个人的身体情况各不相同，在治疗时要针对具体情况灵活掌握。就体质而言，强壮者能胜任重药，立法可猛；衰弱者不能任药，立法宜平。又肥人多痰、瘦人多火，皆为个体差异。还有禀赋厚薄，体质属阳、属阴，都应在治疗时加以考虑。就精神状态而言，患者的形志苦乐，皆与疾病发生有关。如《素问·血气形志》说："形乐志苦，病生于脉，治之以灸刺；形乐志乐，病生于肉，治之以针石；形苦志乐，病生于筋，治之以熨引；形苦志苦，病生于咽嗌，治之以百药。""尝贵后贱""尝富后贫"均与精神状态或生活有关，治疗时都应加以考虑，才能收到满意的效果。就患者年龄而言，则老人气血衰少，应考虑是否有虚的因素；小儿纯阳之体，应考虑病变多为热为实，治疗时都应一一分辨。吴又可说："老年营卫枯涩，几微之元气，易耗而难复也，不比少年气血生机甚捷，其势勃然，但得邪气一除，正气随复。故老年慎泻，少年慎补，何况误用耶。若有年高禀厚，年少禀薄，又当从权，勿以常论。"《小儿药证直诀》指出：小儿"脏腑柔弱，易虚易实，易寒易热"。所谓小儿纯阳之体，是言生机旺盛，发育甚快，加之不能控制自己，多有寒温失宜、饥饱不匀的情况，用药不宜温补，否则反而助邪，使生机伤残，以致百病丛生。就性别而言，妇女有经、带、胎、产诸病，都与男子不同，如妊娠期避免用破血之品，乳子期不宜在药中用大剂三仙之类。

（四）因势利导

凡随病邪在人体不同部位，顺其势从就近地方导引之使排除体外的方法，总称为"因势利导"。如外邪入于皮毛肌腠，则汗而发之；有食物在膈上，则用催吐之法从口出之；有物在肠中则泻而下之，在膀胱则利而除之；有宿食、痰饮、瘀血停积在内，则消导而除之。即《素问·阴阳应象大论》所说：“其高者，因而越之；其下者，引而竭之；中满者，泻之于内；其有邪者，渍形以为汗；其在皮者，汗而发之。”

（五）同病异治、异病同治

由于中医诊治疾病是建立在“证”的基础上，所以同是一种病，便有多种不同证候，这就需要“同病异治”。如感冒一病，就有风寒、风热、风燥、风湿等不同证型，在治疗时就应区别对待。风寒感冒宜麻黄汤、桂枝汤、杏苏散、九味羌活汤之类；风热感冒宜桑菊饮、银翘散之类；风燥感冒宜桑杏汤之类；风湿感冒宜藿香正气散之类。不同疾病，又可出现相同证候，这就需要“异病同治”。如以八纲辨证而论，只要属于表证，均须解表；属于里证，均须治里；属于寒者则温之；属于热者则清之；属于虚者则补之；属于实者则泻之。只要属于某一证型的证候，即可用相应的治法治疗。

四、治疗十法

治疗十法，本河图象数之理。河图“天一生水，地六成之”，医家以一、六两数配下法、消法。因一、六两数在河图公式上配北方水，人身以肾合北方水，北方居下，水性趋下。肾有司二便的功能，下法即从大便以下其邪；消法虽曰内消，但最后仍将从二便利除其邪。下法直通于外，故取河图之阳数一；消法以内消为主，故取河图之阴数六。

河图“地二生火，天七成之”，医家以二、七两数配清法、补法。因二、七两数在河图公式上配南方火，人身以心合南方火，南方居上，火性炎上，心属火热，其气为暑。吐有在上者因而越之之义，因火之性炎上，故取河图之阳数七配之；清有清其火邪（包括暑、热）于内之象，故取河图阴数二配之。

河图“天三生木，地八成之”，医家以三、八两数配汗法、温法。因三、八两数在河图公式上配东方木，主春天多风，其气温，人身以肝合东方风木。外风袭表，则当用汗法以祛之外出，故汗法取河图阳数三配之；春之气温，温法即温于里，使寒者温之，形不足者温之，故以温法取河图阴数八以配之。

河图“地四生金，天九成之”，医家以四、九两数配涩法、镇法。因四、九两数在河图公式上配西方金，金气收敛、肃降，人身以肺合西方金，肺之功能亦主收敛、肃降。肃降乃镇法之象，镇于上而使之下沉，故镇法取河图阳数九以配之；收敛乃涩法之象，涩乃收敛固涩于里，故涩法取河图阴数四以配之。

河图“天五生土，地十成之”，医家以五、十两数配和法、补法。因五、十两数在河图公式上配中央土，人身以脾合中央土。因脾土居中央而布四旁，为后天之本，其气可调节肝、心、肺、肾四脏。和法乃和于半表半里及调理四脏，故和法取河图阳数五以配之；补法以补于中为主，故补法取河图阴数十以配之。

十法在中医历史发展的长河中经过多次反复，才形成体系，尽管《黄帝内经》已有十法之名，但分散于各篇章中；张仲景也运用了十法，而后世反而未全面论述。所以从张子和开始，强调汗、吐、下三法，如其在《儒门事亲》中说：“圣人只有三法，无第四法也”“凡在上者皆可吐”“凡在表者皆可汗”“凡在下者皆可下。”戴九灵认为有汗、吐、下、温四法，如在《翼医通考》中说：“大纲大要无越乎汗、吐、下、温四法而已。”王心春在《伤寒证治条辨》中说有“汗、吐、下、温、和解五法。”张介宾在《景岳全书》中概括为“汗、吐、下、温、清、补六法。”清代程钟龄在《医学心悟》中又归纳为八法，他说：“论治病之方，则又以汗、和、下、消、吐、清、温、补八法尽之。”但八法仍未能赅括方药，以致理法方药脱节，应补入重镇、固涩两法，《内经》“惊者平之”就是镇法，“散者收之”就是涩法，十法恰合河图十数，现将十法分述如下。

（一）汗法

汗法有调和营卫，宣发肺气，开泄皮毛、腠理，祛邪外出的功用。临床运用于解表、透疹、退肿、消散疮疡等方面。程钟龄在《医学心悟》中说：“汗者，散也。……然有当汗不汗误人者，有不当汗而汗误人者，……有当汗而汗之不中其经，不辨其药，知发而不知敛以误人者，是不可以不审也。”

（二）和法

和法有和解表里、寒热、虚实之证，调和脏腑、气血、阴阳的偏颇，达到祛邪扶正，使人体归于平复之目的。临床运用于和解少阳、上下分消、开达膜原、调和肝脾、调和肝胃和肠胃等。《医学心悟》说：“然有当和不和误人者，有不当和而和以误人者，有当和而和，而不知寒热之多寡，禀质之虚实，脏腑之燥湿，邪气之兼并以误人者，是不可不辨也。”

（三）下法

下法有泻下肠中燥结、痰涎、水饮、宿食、蓄血等功用。临床运用于寒下或温下诸积，峻下攻逐水饮，缓下通秘等。《医学心悟》说：“下者，攻也，攻其邪也，……病在里则下之而已。然而有当下不下误人者，有不当下而下误人者，有当下不可下而妄下之误人者，……有当下不可下而又不可以不下，下之不得其法以误人者；有当下而下之不知浅深，不分便溺与蓄血，不论汤丸以误人者，……是不可不察也。”

（四）消法

消法有消导和散结的功效。临床运用于消食导滞、消痞化结、消疳杀虫、消散疮疡等。《医学心悟》说：“消者，去其壅也。脏腑、筋络、肌肉之间，本无此物而忽有之，必为消散，乃得其平。……然有当消不消误人者，有不当消而消误人者，有当消而消之不得其法以误人者，有消之而不明部分以误人者，有消之而不辨夫积聚之原有气血、积食、停痰、蓄水、痈脓、虫蛊、劳瘵，与夫痃癖、癥瘕、七疝、胞痹、肠覃、石瘕，以及前后二阴诸疾以误人者，是不可不审也。”

（五）吐法

吐法有引导病邪或有害物质外出，解散郁结，宣通气机，排除病邪，免致邪毒流入肠胃的功用。临床运用于涌吐痰饮、宿食、毒物等方面。《医学心悟》说：“吐者，治上焦也。……然有当吐不吐误人者，有不当吐而吐以误人者，有当吐不可吐而妄吐之以误人者，亦有当吐不可吐而又不可以不吐，吐之不得其法以误人者，是不可不辨也。”

（六）清法

清法有清热除烦、和阴保津、清营凉血、祛暑解毒等功效。临床运用于清气分热、清血分热、清心开窍、泻火解毒、清脏腑热、清虚热、生津液等。《医学心悟》说：“清者，清其热也。……然有当清不清误人者，有不当清而清误人者，有当清而清之不分内伤外感以误人者，有当清而清之不量其人、不量其证以误人者，是不可不察也。”

（七）温法

温法有温中散寒，消除沉寒痼冷的功用。临床运用于温经祛寒、回阳救逆、温阳化饮、温中化痰、温胃降逆、温脏安蛔、甘温除热等。《医学心悟》说：“然有当温不温误人者，即有不当温而温以误人者，……有当温而温之不量其人、不量其证与其时以误人者，是不可不审也。”

（八）补法

补法有补益人体气血的不足，调节阴阳偏颇的功效。临床运用于补阴、补阳、补气、补血及补五脏亏损。《医学心悟》说：“补者，补其虚也。……

然有当补不补误人者，有不当补而补误人者，亦有当补而不分气血、不辨寒热、不识开合、不知缓急、不分五脏、不明根本、不深求调摄之方以误人者，是不可不讲也。”

附：关于镇法和涩法

程钟龄在总结历代医家治疗法则的基础上，提出了著名的汗、吐、下、和、温、清、消、补八法；这八法至今仍被视为治疗的根本大法。然笔者认为还必须在八法的基础上加上镇、涩两法才能使中医理、法、方、药得到全面而完整的体现。

《素问·至真要大论》说：“散者收之”“惊者平之。”散者收之，则包括了收敛固涩诸法，是针对耗散、滑脱一类病证用的，所谓“涩可固脱”。涩法具体又统帅敛汗固表、敛肺止咳、涩肠固脱、止遗涩带、收敛止血等各种治法及方药。惊者平之，则包括了平降重镇诸法，所谓“重可镇怯”。镇法具体又统帅重镇惊悸、重镇安神、重镇潜阳、平肝潜阳、摄纳浮阳、降逆和胃、止咳平喘、止痛、止吐等各种治法及方药。但历代医家大多把镇、涩两法归入补法之中，这是不全面的。首先，补法的治疗目的是针对全身性虚弱的证候的，诸如气血不足、脏腑亏损等。镇法则针对神志失守、肝魂不藏、肝气上逆的证候，目的在于平镇。李时珍说：“重剂凡四：有惊则气乱，而魂气飞扬，如丧神守者；有怒则气逆，而肝火激烈，病狂善怒者，并铁粉、雄黄之类以平其肝；有神不守舍，而多惊健忘，迷惑不宁者，宜朱砂、紫石英之类以镇其心；有恐则气下，精志失守，而畏如人将捕者，宜磁石、沉香之类以安其肾。”涩法，则专一针对人体某部之滑脱而设，症状比较单纯，如针对自汗、盗汗、久泻久痢、小便自遗、精关不固、久咳不止、崩漏带下等某一病证使用收涩之法。李时珍说：“脱则散而不收，故用酸涩温平之药以敛其耗散。……牡蛎、龙骨、海螵蛸、五倍子、五味子、乌梅、榴皮、诃黎勒、罂粟壳、莲房、棕灰、赤石脂、麻黄根之类，皆涩药也，气脱兼以气药，血脱兼以血药及兼气药，气者，血之帅也。”

其次，就本草所列的用于镇法和敛法的药物，大多无补益作用。用于镇法的药物如止咳平喘的杏仁、苏子、桑皮、马兜铃之类；降逆和胃的半夏、竹茹、柿蒂、枇杷叶之类；潜阳重镇的龙骨、朱砂、磁石、铁落之类；平肝息风的羚羊角、蒺藜、钩藤、全蝎之类；摄纳浮阳的代赭之类；止痛的降香、延胡索之类，本身都没有补益作用。有人提出朱砂安神丸既有重镇安神作用，又有补阴益血作用，然补阴益血是因本方配有生地黄、当归等药之故，朱砂在本方中仍只有重镇安神的作用，可以说此方是镇法与补法同用的方剂。李时珍认为很多重镇之品都“性带阴毒，不可多服，”就更谈不上对人有补的功效了。用于涩法的药物如敛汗固表的麻黄根、煅牡蛎之类；敛肺固涩的罂粟壳、诃黎勒之类；泻肠固脱的赤石脂、禹余粮之类；收敛固遗的金樱子、海螵蛸之类；收敛止血的蒲黄炭、侧柏叶之类，本身都没有补益作用。也有人说，牡蛎散不是既有收敛止汗作用，又有益气固表作用吗？这是因为方中配入了黄芪之故，方中的煅牡蛎、麻黄根则只有敛汗作用，而对全身无益气作用。又如，桃花汤既有涩肠固脱作用，同时还具有温补和中作用，却不知桃花汤中配有干姜温中，粳米和胃，而赤石脂在方中只有涩肠固脱之效，对全身根本无温补作用。

镇、涩两法，在《内经》里就有很多处讨论过了。除《素问·至真要大论》提出“惊者平之”“散者收之”外,《阴阳应象大论》还提出“其慓悍者，按而收之”。慓悍的病证，在此包括了肝阳上亢、肝风惊厥、心无所倚、神无所定，这些病证都需要平镇，这就是“按”的意思。还包括泻痢不止、多汗多尿、崩中带下、吐衄诸证，这些病证都需要收涩，这就是“收”的意思。北齐·徐之才本《内经》之理，提出了宣、通、补、泄、轻、重、滑、涩、燥、湿十剂，其中重剂则本镇法而设，涩剂则本涩法而设。重剂，徐之才说:“重可去怯，磁石、铁粉之属是也。”张从正解释重剂时说:“重者，镇坠之谓也。怯则气浮，如丧神守而惊悸气止，朱砂、沉香、黄丹、寒水石，皆镇重也。久病咳嗽，涎潮于上，形羸不可攻者，以此坠之。”涩剂，徐之才说:“涩可去脱，牡蛎、龙骨之属是也。”刘完素解释说:“滑则气脱，如开肠洞泄，便溺遗失之类，必涩剂以收涩之。”

以《内经》为理论基础的药物和方剂，若只按汗、和、下、消、吐、清、温、补八法来归类，而不设立镇法、涩法，那么，中药学和方剂学中的止咳平喘、重镇安神、降逆和胃、平肝息风、止痛等药物及方剂，以及敛汗固表、涩肠固脱、收敛止血、敛肺止咳、止遗涩带等药物及方剂，就不知应归入八法中的哪一法为妥了。由此可见，要使中医理、法、方、药一贯，就必须在治疗八法中增入镇、涩两法，形成治疗十法。现将十法归类方药列表如下（表 29）。

表 29　治疗十法归类方药

治法	药物分类	方剂分类
汗	辛温解表药、辛凉解表药	辛温解表剂、辛凉解表剂
吐	涌吐药	实证涌吐剂、虚证涌吐剂
下	寒下药、温下药、缓下药、峻下药	寒下剂、温下剂、缓下剂、峻下剂
和	和解药	和解少阳剂、调和肝脾剂、调和肠胃剂、透达膜原剂、表里两解剂、寒热并用剂、攻补兼施剂
温	温里祛寒药、温中回阳药、苦温燥湿药、芳香行气药、芳香开窍药、芳香化湿药、摄纳浮阳药	温里回阳剂、燥湿化浊剂、芳香行气剂、芳香化湿剂、芳香开窍剂、摄纳浮阳剂
清	清热祛暑药、清热燥湿药、清热泻火药、清热解毒药、清心开窍药、清热凉血药、清热生津药、清虚热药	清热祛暑剂、清热燥湿剂、清热泻火剂、清热解毒剂、清心开窍剂、清营凉血剂、清脏腑热剂、清虚热剂
消	祛风除湿药、利水渗湿药、温化痰涎药、清化痰涎药、消痞化积药、咸寒软坚药、消食导滞药、活血祛瘀药、驱虫药、抗癌药、外用药	祛风除湿剂、利水渗湿剂、温化痰涎剂、清化痰涎剂、消痞散积剂、咸寒软坚剂、消食导滞剂、活血化瘀剂、驱虫剂、抗癌剂、燥湿化痰剂、润燥化痰剂、祛风化痰剂、涤饮化痰剂、利水通淋剂、利水退黄剂、清热利湿剂

续表

治法	药物分类	方剂分类
补	补气药、补血药、补阴药、补阳药	补气剂、补血剂、滋阴剂、补阳剂
镇	止咳平喘药、降逆和胃药、重镇潜阳药、止痛药、平肝息风药、重镇安神药	止咳平喘剂、降逆和胃剂、重镇潜阳剂、止痛剂、平肝息风剂、重镇安神剂
涩	敛汗固表药、敛肺止咳药、涩肠固脱药、止遗涩带药、收敛止血药	敛汗固表剂、敛肺止咳剂、涩肠固脱剂、止遗涩带剂、收敛止血剂

第二节 象数与方药

中药和方剂，亦融入了象数之理。如中药的四气五味，以及形、色、性、味等；方剂的君臣佐使、七情合和、七方十剂等。现分述如下，

一、象数与中药

医家把象数引入了中医中药里，以作为说理工具。从象的方面说，则把天人合一、阴阳五行，结合药物的形色性味来阐明中药治病的道理。下列《药物病证类属》(表30)结合上述理论加以说明。

表30 药物病证类属

五气	五虫	五实	五果	五畜	五谷	五形	五色	五性	五味	五行	五脏	五体	五窍	五华	五液	五志	五声	五藏	五腑
风	毛	核	梅	鸡	麦	枝叶	青	温	酸	木	肝	筋	目	爪	泪	怒	呼	魂	胆

续表

五气	五虫	五实	五果	五畜	五谷	五形	五色	五性	五味	五行	五脏	五体	五窍	五华	五液	五志	五声	五藏	五腑
暑	羽	络	杏	羊	黍	花	赤	热	苦	火	心	脉	舌	面	汗	喜	笑	神	小肠
湿	倮	肉	枣	牛	稷	茎	黄	平	甘	土	脾	肉	口	唇	涎	思	歌	意	胃
燥	介	壳	桃	马	稻	果	白	凉	辛	金	肺	皮	鼻	毛	涕	忧	哭	魄	大肠
寒	鳞	仁	栗	彘	豆	根	黑	寒	咸	水	肾	骨	耳	发	唾	恐	呻	志	膀胱

第一，本表每一横排所列，包括天地人各部的同属事物，同属事物之间存在着天人相应律，因为它们之间都有内在联系，能相互影响。如天部的湿气，首先引起脾的病变，从而导致脾这一体系的脾、胃、口、肌肉、四肢等都出现湿气为病；反过来在治疗方面，可选择味甘、性平、色黄、茎类、倮虫等作为药物来治疗。立排的每一纵行就是一类，每一类的各行都各有特性，如木性曲直、火性炎上、土性敦厚、金性从革、水性润下等；同时五行之间又具有相生相克的规律。推而言之，每一类事物都具有五行的特性和五行相生相克的规律，这就是天人共通律。

第二，就五性而言，则以性温者入肝，性热者入心，性平者入脾，性凉者入肺，性寒者入肾。但温热者属阳，寒凉者属阴，平性者仍有偏阴偏阳之不同。

第三，就五味而言，酸味能收、能涩，故酸入肝，肝虚以酸补之，肝实以酸泻之。因肝欲酸，故以酸补之，但酸味太过也可伤肝，《内经》有“酸走筋，筋病无多食酸”之论。苦味能泄、能燥、能坚阴，故苦入心，心气虚可用苦味药以调之，《金匮》有“助用焦苦”之论，心火盛又可以苦泻之。因心欲苦，故以苦补之，但苦味太过也可损伤心气，而引起血脉的病变，

《内经》有“苦走骨，骨病无多食苦”之论。甘味能补、能和、能缓，甘入脾，故脾病可用甘药调之，但甘药过多反而壅脾伤肉，《内经》有“甘走肉，肉病无多食甘”之论。辛味能散、能滑，辛入肺，肺病可用辛药调之，但辛味过多反而耗气伤津，《内经》有“辛走气，气病无多食辛”之论。咸味能补肾（如鹿茸、锁阳皆归咸味）、能软坚（如海藻、芒硝），咸入肾，肾病可用咸味之品调之，但咸味过多则伤肾，《内经》有“咸走血，血病无多食咸”之论。五味亦存在五行生克的关系，《内经》有辛胜酸（金克木）、酸胜甘（木克土）、甘胜咸（土克水）、咸胜苦（水克火）、苦胜辛（火克金）。木补用咸（水生木），火补用酸（木生火），土补用苦（火生土），金补用甘（土生金），水补用辛（金生水）。另外还有淡味附于甘，故甘淡可以实脾。

第四，就五色而言，在此是专门指医家经过临床验证后，以五色对药物进行分类，纳入五行的体系中来，便于治病时取用，不是泛指一切具有五色的东西都可以入药治病。如将川贝、白及归入色白入肺之类；丹参、红花归入色赤入心之类；甘草、黄精归入色黄入脾之类；青皮、鳖甲归入色青入肝之类；地黄、磁石归入色黑入肾之类等。

第五，就五形而言，本草之药皆分枝叶、花、茎、果、根。凡药枝叶之性多散而配肝木，因木性曲直，肝喜条达，枝叶多升散，故善宣达。凡药之花，其气浮而轻扬，故配心火。凡药之茎居中，能升能降，能浮能沉，故性多和，故配脾土。凡药之果实及子，其性多降，故配肺金。凡药之根性多升，故配肾水。

第六，就五实而言，已将古代天人共通的规律与现代仿生学结合。如麻黄细长中空像人的毛孔，而气又轻扬，故能发汗，直走皮毛。牛膝其节如膝，故能治膝胫之疾。藕节中通能行水，色能回赤变红，故清血分湿热，行瘀滞而通血淋。凡药有钩刺、芒角，皆能入肝息风，治筋之病，如钩藤、红毛五加皮。又以皮治皮，如以生姜皮、大腹皮、茯苓皮、陈皮、桑白皮等治皮腠水肿等。以心治心，如以莲子心、竹叶卷心清心火，桂心温心阳等。以筋治筋，如以续断之多筋接骨续伤；杜仲之筋坚韧而连于膜治筋骨之病；伸筋草、舒筋草似人体之筋故能舒筋通络。又瓜蒌膜瓤似人胸膈之膜，故善治胸膈间结气。苏木色红味咸似血，主于行血。还有以脏治脏之法，如羊肝入肝治目疾，猪心入心治心悸，狗肾入肾壮肾阳；脑、脊髓入肾治脑、脊之病。

第七，就五虫而言，可本五行生克为用，如清代唐宗海《本草问答》说:“蛇形长，是禀木之气，行则曲折，是禀水气，在辰属巳，在象居北，在星为苍龙，总观于天，知蛇只是水木二气之所生也。……蛇畏蜈蚣者，金能制木也；蜈蚣畏蟾蜍者，以蟾蜍禀水月之精，生于湿地，是禀湿土之气所生，湿能胜燥，故蜈蚣畏蟾蜍也。蟾蜍畏蛇，则又是风能胜湿、木能克土之义。”

第八，性味阴阳，本《素问·阴阳应象大论》“阴味出下窍，阳气出上窍。……厚则发热”一段内容。阴味指五味属阴；出下窍，言五味属阴，味厚而性沉降，故多下出于二阴之窍。阳气指五气属阳；出上窍，言五气属阳，气薄而性升浮，故多上出于头面诸窍。

味厚为阴，厚则泄，泄在此指具有消导、泻下之类药物的功能，如大黄、芒硝，味厚而具有寒下作用。味薄为阴中之阳，薄则通，通在此指具有通利之类药物的功能，如茯苓、通草，味薄而具有利水的作用。气厚为阳，厚则发热，指具有温阳助火之类药物的功能，如肉桂、附片，气厚而具有增益阳气的作用。气薄为阳中之阴，薄则发泄，指具有解表发汗之类药物的功能，如麻黄、薄荷，气薄而具有透热出表的作用。

以上从性味阴阳，推演出药物的四气五味、升降浮沉，同时还说明了任何性味的药物都对人体脏腑存在有利的一面，也存在有害的一面，这也是阴阳的两重性，所以用药不宜偏颇，饮食也不可偏嗜。

现再就中药的升降浮沉加以论述。升降浮沉，在此是指中药作用于人体后的趋向，升是上升，降是下降，浮是发散，沉是渗利。凡升浮的药物皆有升浮而向外的性质，如升阳、发表、祛风、散寒、疏泄、益气等功用。凡沉降的药物皆下行而向内，如潜阳、降逆、收敛、渗利、泻下、清热等功用。

这是针对病机有向上（如呕吐、气逆、喘息）、向下（如泻利、崩漏、脱肛）、向外（如阳气浮越之发热、自汗）、向内（如表邪内陷、疮毒内攻）等趋势而设的。现再从中药形态、性味、炮制等来看它的升降浮沉。

第一，从形态来辨，凡药根之在土中者，半身以上则上升，半身以下则下降，所以生苗者为根，出土者为梢，故上焦病用根，下焦病用梢，中焦病用身，由此可见，同是一味药，根和梢的趋势则各不相同。枝走四肢，皮达皮肤，心和干内行脏腑；中空者发表，内实者攻里；枯燥者入气分，润泽者入血分。花叶及质地轻的药物多升浮，如辛夷花、金银花、荷叶、桑叶、浮萍、海浮石之类，但有例外，如诸花皆散，旋覆花独降。子实及质地重的药物多沉降，如葶苈子、白芥子、枳实、车前子、磁石、代赭石之类，但也有例外，如诸子皆降，苏子独升散。

第二，从性味来辨，气为阳，味为阴，由于气味有阴阳厚薄的不同，升降浮沉的作用也参差错综。味薄者升而散，如甘平、辛平、辛微温、微苦平等药物皆属之；气薄者降而收，如甘寒、甘凉、甘淡、咸凉、酸温、咸平等药物皆属之；气厚者浮而长，如甘热、辛热等药物皆属之；味厚者沉而长，如甘平、甘温、甘凉、甘辛平、甘微苦平等药物皆属之。气厚味薄者浮而升，即性温热、味辛甘的一类阳性药物，大多能升能浮，如麻黄、桂枝、菟丝子、当归之类；味厚气薄者沉而降，即性寒凉、味苦酸的一类阴性药物，大多能降能沉，如大黄、芒硝、芍药、牡蛎之类。气味俱厚的能浮能沉，气味俱薄者能升能降，酸咸无升，辛甘无降，寒无浮，热无沉。

第三，从炮制来辨，如欲其上行则用酒炒，欲其下行则用盐水炒，欲其发散则用姜汁炒，欲其收敛则用醋炒。性升之药制以咸寒，则沉而直达下焦；性沉之药制之以酒，则浮而上至颠顶。又，少量升浮药在大队沉降药中，升浮者也能随之下降；少量沉降药在大队升浮药中，沉降者也能随之上升。还有生用则升，炒用则降，昼服则从热而升，夜服则从寒而降，或随四时以发挥升降浮沉的作用。

再从数理方面来说，《素问·至真要大论》有三品之说："帝曰：三品何谓？岐伯曰；所以明善恶之殊贯也。”即将药物分为上、中、下三品，用来明确药物善恶的性质。上品之药，多性平无毒，可长久服食；中品或有小毒而力尚缓，只作药用；下品则多有毒，或有大毒而性猛烈，不可轻用。这种三品分类就是数量概念。《神农本草经》根据《内经》三品之说，提出了“上药一百二十种为君，主养命以应天，无毒，多服久服不伤人，欲轻身益气、不老延年者，本上经。中药一百二十种为臣，主养性以应人，无毒有毒，斟酌其宜，欲遏病补虚羸者，本中经。下药一百二十五种为佐使，主治病以应地，多毒，不可久服，欲除寒热邪气，破积聚、愈疾者，本下经。三品合三百六十五种，法三百六十五度，一度应一日，以成一岁。”由此可见，三品之药 365 味，以应周天 365 度，1 度应 1 日以成一岁，这种思想是本象数而来的。

唐宗海《本草问答》论药物本象数之理自设问答说：“问曰：仲景用药有十枚、十四开、三枚、五枚等法，似其取数亦自有理，今《本草》中亦有以数得名者，如三七、三棱、八角茴、六神曲、五加皮、两头尖之类，既以獭得名，岂不以数为治耶！答曰：天地间物，不外气数二者，而实则数生于气，气多者数多，气少者数少，得气之先，则其数居前，得气之后，则其数居后。故水生于天一，火生于地二，得气之阳则数奇，得气之阴则数偶，故河图五行之数，互为生成，即其数，便可测其气也。至于用药十枚、十四开、五枚、一枚之法，不过量药多寡以成其剂，非以此数，便乃握造化之权也。若天地生成而有此数者，如三棱、三七、八角茴、五加皮等，又因禀气之阴阳，以成其数之奇偶，以定药之阴阳，非其数能治病，实因其数而知药之所主治也。如三七之叶，非三即七，其数不爽，盖禀木之气则得三数，禀火之气则得七数，与河图木火之数相合。木火之脏属肝与心，于人身司血；三七色青而有红筋，亦是木火之色，故其根能化瘀行血，只完其心火生血、肝木藏血之令而已，能知三七之名义，则其性已得。三棱色白，苦温行气，诸书皆用以破血中之气，以其苗叶与根，均作三棱之状。三为木数，故能入肝之血分；色白属气，味苦温，主行气，故能破气，为血中行气之品。八角茴香气温，得木之气，八又为木之数也。其能温中者，亦是以木疏土，木邪退而土自受益，为补土温肝之药，今人作酱必加此料，既香且温，洵合胃气。六神曲配方之色，合六药腐化而为神曲，土能化物之义，土奇旺于四方，而四方又归于中土，故六药腐而为曲，功专入脾胃，消化水谷。两头尖系雄鼠屎，鼠性能穿墙穴，而其屎又两头锐利，知其寓有攻利之性在，故主攻破。此皆即其数以明其气，而主治自然不谬。又如人参一药，张景岳解为阳药，陈修园解为阴药。谓阳药者，以其益气也；谓阴药者，以其生津也。二人异论，皆因未即人参之气与数而合考之耳。余友姚次悟，亲到辽东，见种人参者，皆于深林湿润之处种之，可知其禀水阴之气以生，然其生也，茎必三椏，叶必五加，三五阳数也，据气与数合论之，则知人参生于阴而成于阳。盖湿润深林，阴也，一生人参即成其为三五之数，则为阳也。人身之气阳也，而生于肾水之中，由阴出阳，与人参之生于阴而成于阳者，盖无以异，故人参为化津补气之圣药，盖即其数而知其气，而人参之本性乃见。”

二、象数与方剂

医方的形成很早，从《内经》开始就有十三方的记载，到了宋代《圣济总录》发展到了载方二万余首。但《内经》还从象数的理论上，提出了君臣佐使的制方原则、七情合和的配伍原则，以及方剂剂型的七方。《伤寒杂病论》遣方用药皆本象数之理，北齐徐之才《药对》提出了十剂，历代医家还将象数之理融入方名之中。下面就从方名考、君臣佐使、七情合和、七方十剂、经方剂量等有关问题分别加以介绍。

（一）方名考

中医的许多处方用名都与象数有关。就象而言，有本古天文二十八宿来命名的，如东方七宿联起来像条龙，东方色青，故名青龙，《伤寒论》有小青龙汤、大青龙汤。西方七宿联起来像只虎，西方色白，故名白虎，《伤寒论》有白虎汤。南方七宿联起来像只鸟，南方赤色，朱乃赤之正色，鸟乃雀类，故《百一选方》有朱雀汤。北方七宿联起来像只龟，北方镇水之神名真武，足踏龟背，故《伤寒论》有真武汤。真武即玄武，玄乃黑之正色。就数而言，如六一散，又名天水散，取天一生水、地六成之的意思，故主清热利水。一阴煎，乃足少阴肾真阴亏损，即肾水亏损，天一所生之水即一阴之肾水，故将此治肾水亏之剂命名曰一阴煎。二阴煎，治水亏火盛之病，即治心火偏亢之证，取地二生火，心为手少阴主火，故命其方曰二阴煎。三阴煎，取天三生木，肝属木，言本方能治肝血虚，血不养筋之病。四阴煎，取地四生金，言本方能保肺清金，故名。五阴煎，取天五生土，脾属土，言本方能治脾虚阴血不足而便溏滑泄之证。

（二）君臣佐使

君臣佐使也是有象有数的，《素问·至真要大论》说："帝曰：善。方制君臣何谓也？岐伯曰：主病之谓君，佐君之谓臣，应臣之谓使。"这段话概括了制方原则的内容。因为组成一个方剂，不是把各种药物简单地堆砌，而是要按一定规律组合成方。

君药：指一方中的主药，它是针对主证、主因，在一方中起主要治疗作用的药物，有如一国的君王。现举麻黄汤为例，由四味药组成，有麻黄、桂枝、杏仁、炙甘草，方中麻黄就是麻黄汤的君药。

臣药：指一方中的辅药，它是协助主药加强治疗作用的药物，臣药如麻黄汤中的桂枝。

佐药：指在方中协助主药治疗夹杂证的药物，如麻黄汤中的杏仁，可以协助肃降肺气以止咳平喘。

使药：指在一方中供臣药驱使的药物，如麻黄汤中的炙甘草，可起到解药毒而调味的作用。使药还有引经报使、升提诸药上行、导之下行等功用。

（三）七情合和

《神农本草经》将药物配伍方式总括为相须、相使、相杀、相畏、相恶、相反、单行七项，称为七情合和，这与病因的七情不同。七情体现了药物性能的拮抗与协同，也是象数兼赅的。

相须：指将两种功用相同的药物配伍在一起，可以互相加强疗效，甚而成倍地增强治病功用，称为相须。如麻黄与桂枝配伍，更加强发汗解表的功用；芒硝与大黄配伍，更加强了泻下的功用；人参与白术配伍，更加强了健脾益气的功用；干姜与附子配伍，更加强了温经回阳的功用；知母与石膏配伍，更加强了清热保津的功用；酸枣仁和柏子仁配伍，更加强了滋养安神的作用等等。

相使：指两种功用不同的药物配伍在一起，可以互相加强疗效，甚而成倍地增强治病功用，称为相使。如桂枝与白芍一散一敛，以调和营卫；麻黄配石膏一寒一热，以治表寒里热；桔梗配杏仁一升一降，以止咳宁嗽；黄连配阿胶一清一补，以滋阴降火等等。

相杀、相畏：指两药配伍，其中一种药物能减低和消除另一种药物的毒性和副作用者，称为相杀、相畏。其中起消除毒副作用的一方称为相杀；被消除毒副作用的一方称为相畏。如生姜杀半夏毒、半夏畏生姜等，古有“十九畏”之说。

相恶：两药配伍，其中一种药物能降低或消除另一种药物的治病功用，称为相恶。如生姜恶黄芩，因黄芩苦寒，能降低生姜温热之功用。

相反；两药配伍，能产生剧烈的毒性或加强毒性的作用，称为相反。如乌头反半夏、甘草反甘遂，古有“十八反”之说。

单行：指单用一药为方，以发挥治疗作用。如独参汤，只用一味人参以大补元气；独圣散，只用一味鸦胆子以腐去肠中垢滞邪毒。

（四）七方十剂

《内经》提出了七方，并介绍了七方的组成、法度及其应用。如在《素问·至真要大论》中说：“君一臣二，奇之制也；君二臣四，偶之制也；君二臣三，奇之制之；君二臣六，偶之制也。故曰：近者奇之，远者偶之，汗者不以奇，下者不以偶。补上治上，制以缓；补下治下，制以急。急则气味厚，缓则气味薄。……近而奇偶，制小其服也；远而奇偶，制大其服也。大则数少，小则数多，多则九之，少则二之。奇之不去则偶之，是谓重方；偶之不去，则反佐以取之。”本段经文，不仅提出了大、小、缓、急、奇、偶、复七方，而且还从象数的角度来说明方药组合的阴阳性质、力量强弱。如以奇偶数表示阴阳性质，以药味数量多少表示药力强弱等。七方，具体叙述如下。

大方：本“远而奇偶，制大其服”“大则数少”“少则二之”而来。指出大方药少量大，可少到二味，适于病邪深重之疾。

小方：本“近而奇偶，制小其服”“小则数多”“多则九之”而来。指出小方药多量小，可多到九味，适于病邪轻浅之病。

缓方：指针对虚证的“补上”之方，针对实证的“治上”之方，方中皆用气味俱薄、轻清上浮之品，药性缓和，适于慢性衰弱疾患。

急方：指针对虚证的“补下”之方，针对实证的“治下”之方，方中皆用气味俱厚、重浊下沉之品，药性峻猛，适于邪正皆盛的急性疾患。

奇方：本“近者奇之”。近，指病程短、病势轻，可用单味药为方，如一物瓜蒂散、独附汤之类，皆单刀直入，以发挥良效。

偶方：本“远者偶之”。远，指病程长、病势重，必用偶方乃能收到全面治疗的效果。

复方：指“重方”，即两方或数方组合，适于病情复杂之证。如柴平汤，适于肝胃两经之病；清瘟败毒散适于气、营、血分都为温邪所伤之病，以白虎汤加减清气分热以保津；黄连解毒散清心泻火；犀角地黄汤加味凉营止血以清营血分之邪。

北齐徐之才在《药对》中提出十剂。如说：“药有宣、通、补、泄、轻、重、滑、涩、燥、湿十种，是药之大体。”十剂具体内容如下。

宣剂：宣可去壅。如用生姜、橘皮、藿香、香附之类，宣通气机壅滞，包括疏肝解郁、行气导滞之剂。

通剂：通可去滞。如用通草、防己、滑石、甘遂之类，除湿利水之剂。包括通痹除湿、分利痰水之剂。

补剂：补可去弱。如用人参、当归、地黄、鹿茸之类补益之品，包括补气、补血、补阴、补阳之剂。

泄剂：泄可去闭。如用葶苈、大黄、芒硝、牵牛之类泄泻之品，包括泄肺气、通二便之剂。

轻剂：轻可去实。如用麻黄、薄荷、荆芥、葛根之类发汗升阳之品，包括发汗固表、升提诸气之剂。

重剂：重可镇怯。如用磁石、铁粉、朱砂、铅丹之类重镇之品，包括安神、息风、潜阳、止痛、止咳之剂。

滑剂：滑可去着。如用冬葵子、火麻仁、郁李仁之类润燥滑窍之品，包括润肺、润肠、滑窍、去结之剂。

涩剂：涩可固脱。如用龙骨、乌梅、覆盆子、海螵蛸之类收敛固涩之品，包括敛汗固表、敛肺涩肠之剂。

燥剂：燥可去湿。如用木香、苍术、陈皮、黄连之类燥湿之品，包括燥脾化湿、苦寒燥湿之剂。

湿剂：湿可润燥。如用麦冬、当归、麻仁、蜂蜜之类润燥之品，包括治疗各种燥证之剂。

（五）经方剂量

日本汉医结合《伤寒论》经方的剂量，以易卦象数之理加以推论，现举日人小曾户大夫所编著的金古景山《伤寒水火交易弁》和古矢知白《正文伤寒论复圣弁》有关资料为例说明之。

1. 桂枝汤——以乾卦初爻合桂枝汤证之象数。桂枝三两去皮，合先天八卦离三之数。离为火、色赤、入心，桂枝亦色赤、性温、入心，正合离三之象数。桂枝甘辛，甘入脾土，辛入肺金，肺合皮毛，桂枝辛温之火，便可将邪气从内位脾土祛出于表位肺之皮毛。芍药三两，属天三生木，木味酸，芍药酸平，入肝除风，故能除风邪而敛汗。炙甘草二两，合地二之数，色黄、味甘、入脾土，助脾胃之气祛邪外出。生姜三两，三为天数属阳，辛温入脾胃中土，故可祛位肾之水寒之邪从表位肺之皮毛而出。大枣十二枚，河图以地十之数属土，地二为南方离火之象，作十二枚，乃合火土之数，究其大枣形包性味，则色赤助心火，味甘、黏稠、多汁、入脾土，以助内位脾之气祛邪出外位肺所合之皮毛。以水七升煮，七亦艮土之数，取三升服，三为离火之位，皆取火土之气以祛寒水之邪的意思。

2. 猪肤汤——《伤寒论》93条："少阴病，下利咽痛，胸满心烦者，猪肤汤主之。"用猪肤一斤。一，水数，河图天一生水，少阴为坎位，猪为水兽，取北方水之数以为剂量，以使少阴水气升而火气自降之意。又猪肤煮取五升，加白蜜一升，白粉五合。白为西方之色，入肺以右降其阳气；五为土数，甘为土味，取助中土之气以滋其津液之化源。

3. 苦酒汤——《伤寒论》95条："少阴病，咽中伤，生疮，不能语言，声不出者，苦酒汤主之。"此乃阴虚火浮之证，苦酒味酸入肝以引木气下行；半夏降肺气，使肺中浊邪得去；大枣十四枚，十为坤土之数，四乃肺金之数，金土相生，土气旺，肺中浊邪也随之而降之意；鸡子壳亦禀东方肝木之气，苦酒、半夏纳煮其中，亦有使随肝木上逆之气下行之义，肝肺之气调则咽中疮亦自愈。

以上这些从药物剂量的数字结合《易经》象数来解释的方法，可以说又具一格，其原理有待进一步研究和探讨。

6

第六章 — 象数与养生学说

从《黄帝内经》开始，就把易经象数之理，融入了它防病防老的养生方法之中，如《素问·上古天真论》就强调要“法于阴阳，合于术数”，即要从象的方面取法于阴阳五行的变化规律，从数的方面合于自然法则和数理。认为做到了这一点，就可以“形与神俱，而尽终其天年”。怎样养生？本篇从大的原则上提出了要“虚邪贼风，避之有时”，这就是要预防六淫外邪的侵袭。“食饮有节，起居有常”“恬淡虚无”“精神内守”，这就防止了饮食、七情内伤，使身体和调，思想安静而无杂念。还要“嗜欲不能劳其目，淫邪不能惑其心”，这就强调了不为声色所迷恋。“所以能年皆度百岁，而动作不衰”，即言按照上述养生方法，则可防止早衰，活到自已应活的寿限，仍然健康强壮。《素问·四气调神大论》更强调了要适应四时气候变化以养生的方法，认为这是养生方法中的关键。如果违反了四时阴阳变化规律，就会导致疾病，并强调了要未乱先治，未病先防。如说：“阴阳四时者，万物之终始也，死生之本也，逆之则灾害生，从之则苛疾不起，是谓得道。道者，圣人行之，愚者佩之，从阴阳则生，逆之则死，从之则治，逆之则乱，反顺为逆，是谓内格。是故，圣人不治已病治未病，不治已乱治未乱，此之谓也。夫病已成而后药之，乱已成而后治之，譬犹渴而穿井，斗而铸锥，不亦晚乎！”

古人的养生方法，本象数之理，这象数之理也就包括于易理之中。易学的基本规律是从古天文、气象中发现的，这些规律约而言之，就是通过日、月、斗的运行及其随之而出现的气象变化得出来的。如昼参日影，从晷景盈缩得出360度一周天，一年移行365度有奇，人亦应之，养生家本此而有练大小周天之法。夜考极星，月体运行以二十八宿为刻度，人亦应之而有二十八脉，人体营卫之气一昼夜五十周次运行于二十八脉，皆有度数，已述于前，养生家本之而有运气于二十八脉，使阴阳相贯，气行无阻之法。北斗能辨方定时，乃天体运行的指挥棒，人体亦应之，以北斗为神，如心能主宰人身的动作行为，所以养生家首重调神，保持体内天真之气为第一要义。由于神统于心而藏于肾，所以调神之法，当去除一切杂念，意守丹田为主。养生家以会阴为炼丹之炉，丹田为鼎，精气神三宝就是鼎中炼丹之药，意念就是炉中之火，肺之呼吸作鼓风以助火之用。关于炼丹之药的精气神是怎样注入鼎中的呢？养生家认为：以日之精为动力，易以离卦象之，医家名曰心火，为神之本源，丹家喻为姹女。以月之精为附体，易以坎卦象之，医家名曰肾水，为精之本源，丹家喻为婴儿。肾水随肝木而左升，心火随肺金而右降，交于中土之脾，脾之色黄，为万物之母，故丹家喻为黄婆。婴儿和姹女以黄婆为媒，其卦如水火相交、坎离既济之象。药入鼎后，先以武火烹之，方法是用意念吸气，从跷脉入丹田，继用文火温养，随意吸气入丹田，此脉一开则百脉俱开。凡呼吸采气当面向北斗，意念集中，意念分散如鼎内无药，幻念产生则心火炽，当釜底抽薪，消除杂念，徐缓呼吸；意念分散则肾水寒，当炉底添柴，集中意念，吸气注入丹田。由此可见，养生防病及易学象数之理皆互相渗透，早就融为一体了。

关于养生术的运周天之法，称为作丹，丹是元气的结晶，其活动是有一定时间和方位的，表现为生物钟现象。由于人体内部的“周天火候”是活的而不是死的，要掌握它的运行规律，必须抓住周期的始终点来判断，也就是要抓住元气从量到质的变化，即《周易参同契》所谓“太阳流珠，常欲去人”的时候。这个时候体内神足气壮，生机活泼，开始一周天的运转，运周天分小周天、卯酉周天、大周天。小周天即打通任督二脉，使气机在主干环周不休。卯酉周天即沟通奇经八脉的气机，使之流行不休。大周天即贯通二十八脉，使人体与自然融为一体。其次，简单介绍一下医家张介宾的《保天吟》；最后，谈谈养生术的经典——《周易参同契》。

第一节 运周天

前已述及，运周天包括小周天，又名子午周天；卯酉周天，又名奇经八脉周天；大周天，即将人与自然融为一体，首先使结于丹田之气，奔尾闾，上行夹脊，过玉枕，进泥丸，下重楼，经膻中，周回于二十八脉，再回丹田，入气穴，进阳火上至泥丸，退阴符下达涌泉，使脏腑经络之气无不通贯。这是一种静中求动，从无中得丹之意。现将各周天的经脉运行先后次序及联络经脉分述如下。

一、小周天

督脉：气聚丹田，从阴交穴经尾闾，起督脉长强，循脊上头面，止人中。

任脉：从督脉人中交任脉龈交，至承浆，循中线下行至阴交，再经尾闾循督脉上行，周而复始。

二、卯酉周天

督脉、任脉：如小周天运转。

冲脉：从任脉阴交穴回到关元、气海，入胞中交冲脉，循左足少阴经脉下至照海，再从照海循左足少阴经脉至胸中，再从胸中循右足少阴经脉下行至照海，从照海循右足少阴经脉还至胸中。

带脉：从胸下至脐，环腰一周。即从神阙交足少阳左带脉穴，至督脉命门穴交右带脉穴，再回神阙为一周。

跷脉：从神阙自左足少阴脉下行，交阴跷脉所附之左照海。从左照海转左足太阳申脉穴交阳跷脉，循左足太阳经脉上行至左眼外眦。从左眼外眦转右眼外眦，再从右眼外眦转左眼内眦交右阴跷脉，下行还至胸中。

维脉：出胸中，上头面交左阳维，循左足太阳经脉下行至金门穴。再上行踝尖上七寸交足少阳经之阳交穴，回至胸侧交日月穴。上行交手太阳肩中俞、肩外俞、臑俞，交手少阳经之天髎穴，交足少阳经之风池穴。从风池分两支：一支交督脉哑门、风府；一支交足少阳经之左肩井、日月，下足太阳经之飞扬，交左阴维所附之足少阴筑宾，转左足太阴从足上至府穴、腹结、大横、腹哀等穴，再转左足厥阴之期门，终任脉天突、廉泉，再出胸中，上头面交右阳维，循足太阳经脉下金门穴，路线如左侧，最后从任脉还至胸中。

三、大周天

大周天气运二十八脉，二十八脉包括手足十二经脉，左右相加合二十四脉，再加任脉、督脉、阴跷、阳跷各一，合共二十八脉。《灵枢·五十营》说："人经脉上下、左右、前后二十八脉，周身十六丈二尺，以应二十八宿，漏水下百刻，以分昼夜。"二十八脉运行次序，除奇经八脉外，十二经二十四脉，则按"手之三阴从胸走手；手之三阳从手到头；足之三阳从头到足；足之三阴从足到胸"的环周次序，这是养生家本医家之法而来，不要拘泥于其他顺序。

督脉、任脉：如小周天运转。

阳跷、阴跷：如卯酉周天跷脉运转，起神阙，最终还至胸中。

左手太阴肺经：从胸中循左侧手太阴肺经脉，起左风府，终左拇指甲内侧少商。

左手阳明大肠经：从左手太阴少商回左列缺，接左手阳明偏历下左次指甲外侧商阳，循左手阳明经脉从手到头，至面部左迎香。

左足阳明胃经：从迎香上头面，循左足阳明经脉从头到足，下乳中、天枢，到左腿髀关，经左足三里，抵左足厉兑。

左足太阴脾经：从左足阳明厉兑回丰隆，交左足太阴公孙，下左足太阴隐白从足走胸，循左足太阴经脉，经左三阴交、血海、大横，终大包而散胸中。

左手少阴心经：从胸中出左足少阴极泉，循经下左少海，过左神门，抵左手小指甲内侧少冲穴。

左手太阳小肠经：从左少冲回通里，交左太阳支正，下左手太阳小指甲外侧从手走头，经左小海、肩中俞，上头面至左听宫。

左足太阳膀胱经：从左听宫交左足太阳睛明穴从头到足，经左曲差、玉枕，从脑后下左背部之俞穴、髎穴，经左申脉抵左至阳。

左足少阴肾经：从左足太阳至阳回飞扬，交左足少阴大钟，抵左足心涌泉从足走胸，经左照海、阴谷、肓俞，至左俞府散胸中。

左手厥阴心包经：从胸中出左乳头一寸，起左天池从胸走手，经左曲泽，抵左手中指甲内侧中冲。

左手少阳三焦经：从左厥阴中冲回内关，交左少阳外关，抵手四指甲外侧关冲从手至头，经左天井、肩髎、乳突、耳门，上头面至左丝竹空。

左足少阳胆经：从左手少阳丝竹空，交左足太阳瞳子髎从头至足，经左听会、临泣、风池、肩井、日月、风市、阳陵泉、丘墟，抵左足四趾外侧窍阴。

左足厥阴肝经：从左足少阳窍阴回光明，交左足厥阴蠡沟，抵左足大趾甲内侧大敦从足走胸，经左太冲、曲泉、章门、期门，散胸中。

右侧十二经周天运行与左侧同，从右胸起手太阴肺经中府穴从胸走手，至右足厥阴肝经终期门穴复散胸中。

由此可见，经脉之气，包括营行脉中、卫行脉外之气，都循着奇经八脉、十二经脉的路线运行。上述各经脉之气运行的顺次，可按此循环，而且可以人为地推动运行，以达到养生治病的目的，因为它的运行，是合于天地之气运转规律的。前人以人身气血运行、脉行长度，合于日月行天之度，并以节令及十二辟卦纪之，现录如下以供参考。

气运寅时行于子，子居正北坎位，为肾脏。肾乃一阳初生，一阳复卦也，其节为大雪、冬至。气行12 350息，脉行742丈5尺。

卯时行于亥，亥居西北乾位，为膀胱腑。膀胱为六阴，坤卦也，其节为小雪、立冬。气行11 250息，脉行675丈。

辰时行于戌，戌居西北乾位，为胃腑。胃为五阴，剥卦也，其节为寒露、霜降。气行11 250息，脉行670丈5尺。

巳时行于酉，酉居正西兑位，为肺脏。肺为四阴，观卦也，其节为白露、秋分。气行9000息，脉行540丈。

午时行于申，申居西南兑位，为三焦腑。三焦三阴，否卦也，其节为立秋、处暑。气行7875息，脉行472丈5尺。

未时行于未，未居西南坤位，为小肠腑。小肠二阴，遯卦也，其节为小暑、大暑。气行6750息，脉行405丈。

申时行于午，午居正南离位，为心脏。心乃一阴初生，𫜊卦也，其节为芒种、夏至。气行5625息，脉行372丈5尺。

酉时行于巳，巳居东南离位，为心包络。包络六阳，乾卦也，其节为立夏、小满。气行1500息，脉行270丈。

戌时行于辰，辰居东南巽位，为大肠腑。大肠五阳，夬卦也，其节为清明、谷雨。气行3375息，脉行202丈5尺。

亥时行于卯，卯居正东震位，为肝脏。肝乃四阳，大壮也，其节为惊蛰、春分。气行2250息，脉行135丈。

子时行于寅，寅居东北艮位，为胆腑。胆乃三阳，泰卦也，其节为立春、雨水。气行1125息，脉行67丈5尺。

丑时行于丑，丑居东北艮位，为脾脏。脾乃二阳，临卦也，其节为大寒、小寒。气行13 500息，脉行810丈。

第二节 《保天吟》浅释

至于养生以保天真之道，明代医家张介宾在其所著《景岳全书》中有《保天吟》一首，现录如下，并浅释之。

保　天　吟

一气先天名太极，太极生生是为易。
易中造化分阴阳，分出阴阳运不息。
刚柔相荡立乾坤，剥复夬姤群生殖。
禀得先天成后天，气血原来是真的。
阴阳气固可长生，龙虎飞腾失家宅。
造化钟人果几多，谁道些须亦当惜。
顾惜天真有两端，人己机关宜辨格。
自治但存毋勉强，庄生最乐无心得。
为人须慎保天和，岐伯深明无伐克。
伐克从来性命仇，勉强分明元气贼。
肤切根源未了然，养气修真亦何益。
漫将斯语等浮云，道在路旁人不识。
余今著此保天吟，愿效痴东奉佳客。

《保天吟》所指的先天一气，乃无极而太极，天地万物开始化生之象，由太极而演为六十四卦，这就是生生之谓易。易道虽千变万化，仍不外一阴一阳：天之日月寒暑，阴阳也；地之刚柔动静，阴阳也；人事则以乾坤为易之门户，阴阳也；从剥到复、从夬到姤的六爻变化，阴阳也。人身亦不例外，禀父精母血以生，得后天气血濡润，亦阴阳也。不论神气也、精气也，皆源于气血，气血旺盛，则人体阴平阳秘，这便是长寿的基础。至于“龙虎飞腾失家宅”一语，含义较广，凡日月、铅汞、婴儿、姹女，都是“龙虎”的同义词。日、汞、龙、火，皆心神之异名；月、铅、虎、水，乃肾精之别称。婴儿又比坎卦为中男，姹女又比离卦为中女，但婴儿、姹女以脾土为家宅，所谓以黄婆为媒而交会于中。“龙虎飞腾”就是水火未济，心肾不交；“失家宅”，就是指心神、肾精不能交于中土，而无处归宿，离身而去之意。接着说自然赋予人的真气是有限的，哪怕一点点也当珍惜，诗中介绍了如何从人、我两方面来保持天真之法。对自身来说，应顺应自然，不存私欲；至于待人接物，饮食居处，寒热温凉，喜怒哀乐，都要有一定制节，才能使天真之气不受克伐，因为克伐真气是长寿的仇敌。当然，用强制的方法去保持真气，也是揠苗助长，不仅无益，反而有害。浅薄者没有从理论上明白这些道理，一般性地去练功是无济于事的。最后提醒人们，不要以为上述这些道理太平常而不重视，有时度人的真经就刻在路旁，那些想长寿的人未必就能辨识。作这首《保天吟》，愿效痴心待客的东道主，愿把美酒佳肴奉献给各位宾客。

第三节 养生经典《周易参同契》

最后还要谈一谈以象数为基础而写成的论养生的书——《周易参同契》（以下简称《参同契》）。《参同契》是打开中国传统养生术宝库的金钥匙，这部书是论“内丹”之旨的，中国传统医学是与《参同契》这个体系直接相联系的。由“内丹”而流为“外丹”，产生了一系列副产品，包括生物、化学、数学、物理学、药物学，以及其他方面的种种发明和发现。中国科技史上一系列发明创造，大多与这个体系有直接或间接的关系。在中国长期的历史发展中，《参同契》因文字古奥难懂，曾经遭到过许多学者的误解、妄解、曲解、剽窃和践踏。《周易参同契》这部书，乃东汉桓帝时魏伯阳所作，自言将《龙虎经》妙旨融入其中，《龙虎经》可能为古代研究养生术的专书，可溯源到庄周的养生之道。并以《周易》爻象论作丹之意，以易理用于强身延年之学，也就是说，将象数之学用于这一可知而不可见、可受而不可传的领域，使之成为可以量度和可以控制的东西，给人身内部能量流的运行提供一个准确计算的方式。后世因《参同契》词语诡诞，而鄙弃为异端邪说，没有进一步透过其文字所表述的现象，深入了解它所论证的实质性内容。爱因斯坦说:“西方科学的发展是以两个伟大的成就为基础，那就是：希腊哲学家发明形式逻辑体系，以及通过系统地实验发现有可能找出因果关系。在我看来，中国的圣哲没有走上这两步，那是用不着惊奇的，令人惊奇的倒是这些发现在中国全都做出来了。”李约瑟说:“自然科学取得伟大胜利之所以可能，……人们发现有一系列哲人已经铺平了道路——从怀德海上溯到恩格斯和黑格尔，从黑格尔到莱布尼兹——而这种灵感也许完全不是欧洲人的，而且也许这种最现代的‘欧洲’自然科学的理论基础，受到庄周、周敦颐和朱熹这类人物的恩惠，比世界上现代已经认识到的要多得多。”《参同契》的作者绝对无心与任何人辩论，而只要求读者从实践中去检验，他没有表露出西方学者爱因斯坦、李约瑟所说的那种“幽默和谦虚”。然而魏伯阳是诚实的，在其所写的《参同契》中情见于词，千载后看起来，仍能体察到这位学者对天下后世的关注，能听到他深沉的叹息。如在《参同契》下篇乱辞说:“自然之所为兮，非有邪伪道；山泽气相蒸兮，兴云而为雨；泥竭乃成尘兮，火灭自为土；若蘗染为黄兮，似蓝成绿组；皮革煮为胶兮，曲蘖化为酒；同类易施功兮，非种难以巧。唯斯之妙术兮，审谛不诳语；传于亿代后兮，昭然而可考；焕若星经汉兮，炳如水宗海。”但魏伯阳并没有提出和发明任何新的概念，而只是继承了在中国渊源极古的一门学术，运用当时的人们能够理解的象数符号，把他在自己身上所作的实验，做了一个郑重而严密的记录。五代的彭晓说得很明白:“魏伯阳得古人《龙虎经》，尽得妙旨，乃约《周易》，撰《参同契》三篇。”魏伯阳在《参同契》中也明白指出:“火记六百篇，所趣等不殊，文字郑重说，世人不熟知，寻度其原流，幽明本共居，窃为贤者谈，曷敢轻为书，结舌欲不语，绝道获罪诛，写情寄竹帛，恐泄天之符，犹豫增太息，俯仰缀斯愚。”事实上，古今中外，每日每时，都有成千上万的实例，证明《参同契》所记录的内容的真实性和准确性。但为什么《参同契》要借《周易》爻象和古天象学名词呢？因为人身内部能量流是一种极微的存在，只能自身体察，很难直接看到。所以《参同契》说：“道（丹）之形象，真一难图”“可以口诀，难以书传。”所以只能采用隐语，即使用借喻或象征的手法，以有形的东西来比喻无形的东西。又由于人体内部能量流运行的周期与节律具有“生物钟”的性质，常与天上日月星辰的运行和昼夜四时的循环一致，而《易经》本来就是一部“推天道以明人事”的书，其中所论皆与天象有关。至于《参同契》作丹之论，不论在何时代，只要人的身体结构无根本的改变，那么，经过一定程序的锻炼，要体察身体内有一股能量流的运行，是不会有什么困难的；然而要全面系统地掌握其运行的规律，却是相当困难的了。所谓“药物易知，火候难准”，只有将它引进象数的范围，才能做出准确的表述，以便为学者所了解和掌握。